Marion Jettenberger

Einmal noch Margeriten pflücken ...

44 LEBENsweisheiten
STERBENder

Manuela Kinzel Verlag

Impressum:

Manuela Kinzel Verlag

73037 Göppingen
Tel. 07165 / 929 399

info@manuela-kinzel-verlag.de
www.manuela-kinzel-verlag.de

1. Auflage 2019

ISBN 978-3-95544-122-7

Gewidmet all den Menschen,
die ich begleiten durfte.
Ihnen gilt mein herzlichster Dank.
Jeder Einzelne begleitet mich seither
auf meinem Lebensweg, denn:

Jeder, der geht,
belehrt uns ein wenig
über uns selber.

Hilde Domin

Wichtige Hinweise:

Die Berichte geben einen Einblick in den persönlichen Umgang mit Leben, schwerer Erkrankung, Sterben und Tod. Die niedergeschriebenen Lebensweisheiten resultieren daraus, stellen jedoch keine Lebensempfehlung der Autorin und/oder des Verlages dar.

Aus Respekt vor den Toten und auf Wunsch der Überlebenden wurden Namen, Orte und teilweise Diagnosen geändert. Etwaige Ähnlichkeiten oder Namensgleichheit sind daher rein zufällig.

Im Buch hat sich die Autorin durchgängig für das DU entschieden, aus mehreren Gründen:
Um Dich als Leser*in ganz nahe und persönlich abzuholen, gerade die Fragen betreffend, welche die Reflexion Deines Lebens und Deiner Lebenshaltung anregen sollen.
Weiter wird in der Hospiz- und Palliativszene, gerade auch unter „Ehrenamtlern“ und „Hospizlern“, gerne geduzt. Dies hat sicherlich auch mit der Nähe und Verbundenheit sowie einer ganz besonderen Grundhaltung aus der Hospizbewegung heraus zu tun, Menschen bis zuletzt im Leben und Sterben zu begleiten.
Auch meine Zu-Begleitenden wünschen sich und schätzen das ungezwungene DU, weshalb ich mich beispielsweise auch immer direkt als *Marion* vorstelle. Ich dringe ja häufig auch in sehr intime Bereiche dieser

Menschen ein. Ob räumlich gesehen in deren Zuhause, in deren Schlafzimmer, an deren Sterbebett. Aber auch innerlich-seelisch teilen wir oft intime Momente, welche diese Menschen so oft mit keinem anderen Menschen teilen können.

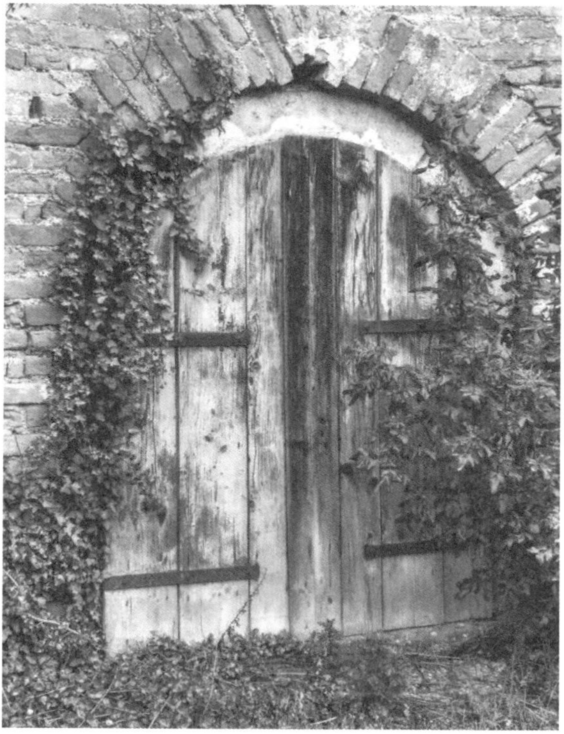

Inhalt

Vorwort

*Liebe Leser*innen,*
meine wahre Lehre, obgleich ich beruflich mehrere Ausbildungen durchlaufen und etliche Zusatzqualifikationen erworben habe, ist für mich immer wieder die Begegnung mit dem Tod. Der Tod ist mein wahrer, wenn nicht sogar DER Lehrmeister. Die vielen Begegnungen und Begleitungen Sterbender und deren An- und Zugehörigen führten mich zu der wohl größten innerlichen Veränderung und seither zu weiter andauernder Persönlichkeitsentwicklung und Reifung. Denn die Sterbebegleitung und der Tod bringen uns nicht nur die eigene Endlichkeit näher, sondern vor allem auch die Kostbarkeit des Lebens. Eine Lebendigkeit, die ich so vorher nie verspürte und vor allem nur wenig zu schätzen wusste.
Immer wieder werde ich gefragt: „Wie kann man sich jeden Tag mit dem Tod befassen, ohne dabei seine Lebensfreude einzubüßen?" Ich kann nur sagen, es ist ganz im Gegenteil, wie die meisten Menschen vermuten. Es ist nämlich viel mehr so, dass die Arbeit mit Schwerstkranken und Sterbenden für mich, wie auch für viele meiner Kollegen, die in der Palliativ- und Hospizarbeit tätig sind, ein wahres Geschenk ist. Wir werden tagtäglich mit der Nasenspitze auf die Endlichkeit hingestoßen und bekommen dadurch die kostbare Chance, unsere Haltung und Lebens-Prioritäten zu überdenken oder gar zu verändern und können so von den uns anver-

trauten Sterbenden für unser eigenes Leben so viel lernen.
Ich wurde Zeugin vieler Sterbender bei ihrem letzten Gang, vor allem aber Zeugin von dieser der Situation innewohnenden Weisheit, welche die Sterbenden uns Lebenden und Zurückgebliebenen hinterlassen. Vielleicht sind es nicht die ganz großen oder neuen Weisheiten, die ich hier niederschreibe, doch sind es die Weisheiten, die mir Menschen am und aus dem Sterbebett, manchmal in einem eindringlichen Appell, manchmal auch wie eine Art nonverbale Botschaft, mitgegeben haben. Es ist ein wahrer Schatz an Weisheiten, wie ich finde, wie eine Art Essenz des Lebens für meinen eigenen weiteren Lebensweg. Diese Erfahrungen beseelen mich täglich neu, sie erfüllen mich mit Frieden und sind für mich zu kostbaren Lektionen oder gar Lebensregeln geworden. Längst haben sich auch schon andere Kollegen damit befasst, was wir von Sterbenden für unser Leben lernen können. Die australische Autorin Bronnie Ware beschreibt in ihrem Buch *„5 Dinge, die Sterbende bereuen“*, dass Sterbende am Lebensende feststellen, ihre eigenen Wünsche hinten angestellt zu haben. Auch berichteten sie, dass sie zu viel gearbeitet und sich zu wenig Zeit für Familie und Freunde genommen hatten. Außerdem haben sie sich nicht erlaubt, glücklich zu sein.
Diese Aussagen kenne ich so oder so ähnlich aus meinen Begleitungen, jedoch nicht nur. Das Ende des Lebens besteht nicht nur aus Bereuen oder einem „Ach-hätte-

ich-doch“, sondern auch aus ganz vielen mutigen positiven Erkenntnissen, jeder Menge Aha-Erlebnisse, Klarheit und innerem Frieden.
Prüfe selbst, welche dieser Kernaussagen vielleicht auch dich anspricht, wenn du diese etwas auf dich wirken lässt. Vielleicht findest du dich selbst in solch Lebensfallen oder einem sogenannten „Hamsterrad des Lebens“ wieder und hast jetzt durch den Impuls hier die Chance, etwas zu ändern. Oder aber du fühlst dich in deinem Lebensweg bestätigt und gehst ihn genau so weiter wie bisher.

Viel Freude beim Lesen,
herzlichst
Deine *Marion Jettenberger*

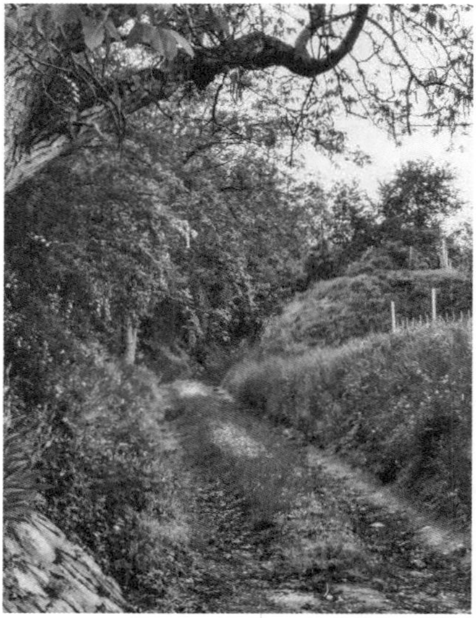

Weisheiten Sterbender –
Die Weisheit am Ende des Lebens

Woher kommt diese Weisheit am Lebensende? Nicht selten sind es Sterbende, die uns mit ihren Gedanken und ihrer Weisheit tief beeindrucken. Im Angesicht des Todes ändern sich Prioritäten, der Sterbende sieht vieles klarer, kümmert sich weniger um Äußerlichkeiten, sondern konzentriert sich auf das Wesentliche. Vieles ist mit dem Blick auf die eigene begrenzte Lebenszeit einfach nicht mehr so wichtig. Daher nehmen schwerstkranke Sterbende einen anderen Blickwinkel und eine andere Betrachtungsperspektive ein. Es schieben sich plötzlich ganz andere wesentlichere Werte in den Vordergrund.

Uns selbst geht es auch oft so: Um klar zu sehen, reicht häufig die Änderung des Blickwinkels; statt nach hinten in die Vergangenheit sollten wir ins Hier und Jetzt oder bewusst nach vorne schauen. Doch bei Sterbenden gibt es oft kein oder kaum noch ein Vorwärtsblicken, sondern nur noch den Blick zurück. Daher kommt sicherlich die Weisheit, die Aufgeräumtheit, der Blick fürs Wesentliche.

Der Blick des Verstandes fängt an scharf zu werden, wenn der Blick der Augen an Schärfe verliert.

Platon
(antiker griechischer Philosoph, Schüler des Sokrates)

Auch alte, hochbetagte Menschen erleben diesen Lebensrückblick, eine Form der Bilanzierung, häufig intensiv. Eine Bilanz im Sinne von: „Was ist mir gelungen und was würde ich anders machen?“ Fragen, die nicht immer nur Zufriedenheit und Glück auslösen. Bei vielen Menschen stellt sich ein „Ach-hätte-ich-doch“-Gefühl ein, im Idealfall ein „Mein-Leben-war-so,-wie-es-war,-gut!“ Damit wir irgendwann den „Idealfall“ empfinden, zufrieden sind und mit uns im Reinen einschlafen und aus dieser Welt scheiden können, schauen wir uns diese 44 Lebensweisheiten und Botschaften Sterbender an. Vielleicht ändern wir dann das ein oder andere in unserem Leben, solange wir es noch können.

Im Alter bereut man vor allem die Sünden, die man nicht begangen hat.

William Somerset Maugham
englischer Erzähler und Dramatiker

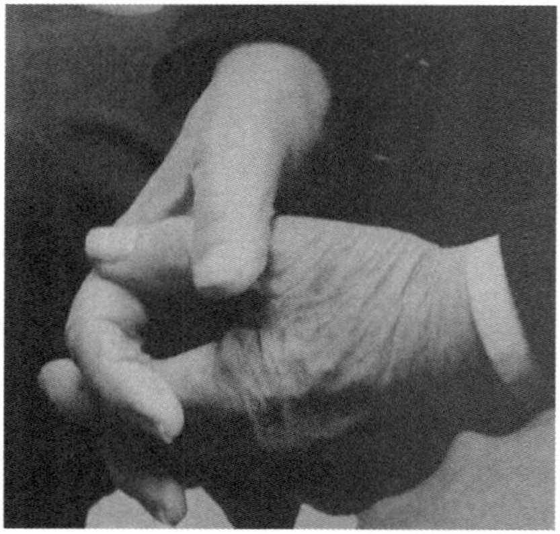

Was wirst du auf dem Sterbebett über dein Leben denken?

Eine Frage, die mich in meinem Leben immer wieder beschäftigt, gerade wenn ich in besonders berührenden Begleitungen und deren Weisheit und Klarheit im Sterbebett beeindruckt bin, ist:

Was werde ich selbst einmal auf dem Sterbebett über mein Leben denken?

Frage dich am besten gleich heute:

- **Habe ich genug gelebt?**
- **Werde ich etwas bereuen?**
- **Habe ich genug geliebt?**
- **Habe ich genug gefeiert?**
- **Habe ich mein Leben genutzt?**
- **Habe ich meine Potentiale und Talente voll ausgelebt?**
- **Habe ich meine Wünsche, Träume und Sehnsüchte verwirklicht?**

Doch warum denken wir erst dann darüber nach? Lohnt es sich nicht, gleich heute, hier und jetzt darüber nachzudenken? Wie eine Art Reflexion, weil wir ja noch Zeit haben und unser Leben neu ausrichten und eben ganz nach unseren Sehnsüchten und Wünschen leben könnten.

Dies verstehe ich inzwischen als meinen Auftrag, die Frage im Rahmen meiner Vorträge oder Schulungen Teilnehmer*Innen im Rahmen der nachfolgenden Übungen reflektieren zu lassen.

Übung 1
Wenn ich mein Leben noch einmal leben könnte

Wenn ich mein Leben noch einmal leben könnte,
würde ich nicht so viele Diäten machen,
weniger darauf geben, was andere meinen
und stattdessen mehr auf mein Herz hören.
Ich würde viel mehr am meinem Lieblingsbach sitzen
und dem Plätschern lauschen.
Ich würde mich mehr entspannen und
viel weniger abhetzen.
Ich würde mich viel weniger aufregen und
vieles gelassener und entspannter sehen.
Wenn ich mein Leben noch einmal leben könnte,
würde ich nicht so viel arbeiten, sondern viel mehr
meine Freizeit genießen.
Ich würde den Augenblick mehr leben und auskosten.
Ich würde den Beruf wählen, den ich will, und nicht
erst Jahre mit meinem ungeliebten Brötchenjob vertun.
Ich würde mein Leben, meine Träume und Visionen
leben und nicht immer nur aufschieben.
Wenn ich noch einmal leben könnte,
würde ich mehr Bäume pflanzen.
Wenn ich noch einmal leben könnte,
würde ich mir mehr gönnen, mir mehr Gutes tun,
mehr auf mich selbst acht geben.
Ich würde mehr Spaß haben, spontaner sein,

mehr Tabus brechen, die Rebellin in mir rauslassen …
Wenn ich das Leben noch vor mir hätte,
doch ich habe es nicht mehr vor mir,
ich bin 99 Jahre alt und mir ist klar,
dass ich bald sterben werde.

Der Blick zurück, das Erinnern und Nachdenken und Nachspüren vergangener Erlebnisse, Begegnungen und Erfahrungen kann klärend sein. Es enthält immer auch Elemente dankbarer Erkenntnis oder Zustimmung. Eine sensible Begleitung kann dazu beitragen, diesen Schatz der Erinnerung zu heben, positiv einzuordnen und damit einen versöhnten, ja dankbar(rer)en(!) Abschied aus diesem Leben ermöglichen.

Doch jetzt bist du dran! Mach die Übung doch gleich hier und jetzt!
Schreib dir folgende Halbsätze auf ein Blatt Papier, mit jeweils genügend Platz, um die Sätze später zu vervollständigen oder noch den einen oder anderen Satz hinzuzufügen.

Schreibe dir auf dein Blatt:

- 5 Mal: Wenn ich mein Leben noch einmal leben könnte, …
- 5 Mal: Wenn ich mein Leben noch einmal leben könnte, würde ich viel mehr …
- 5 Mal: Wenn ich mein Leben noch einmal leben könnte, würde ich viel weniger …

Vervollständige nun diese Sätze einfach aus dem Gefühl, aus dem Bauch heraus und ohne großartig nachzudenken. Folge einfach deinem Herzen, deiner Hand, deinem Stift. Meist geht das ganz von alleine.

Was kommt da? Was steht nun, nachdem du die Sätze vervollständigt hast, auf deinem Blatt?

Jeder bereut irgendetwas, würde irgendetwas viel mehr und irgendetwas viel weniger tun. Entscheidend ist jetzt: Du hast noch Zeit! Du hast Zeit, es zu ändern! Denn du hast noch Lebenszeit und kannst entscheiden, WIE du diese gestalten und leben willst.
Mach dir durch diese Übung, durch deine eigenen Zeilen bewusst, was du willst, wovon mehr und wovon eigentlich viel weniger. Der Alltag verschluckt uns häufig derart, dass wir leider immer wieder alles aufschieben und denken „morgen".
„Nächste Woche ..."
„Nächstes Jahr ..."

Tu es JETZT, denn wir wissen nie, wann es dafür zu spät ist.

Es folgt eine Einladung zu einer Übung, wie ich sie in der Ausbildung für Hospizbegleiter, Altenpfleger, Betreuungskräfte, Palliativfachkräfte, aber auch Selbsthilfegruppen oder Angehörigenabende immer wieder anbiete.

Übung 2
Stell dir vor, du hättest ...

- ✓ Schreibe dir für diese Übung 12 Mal den Halbsatz „Wenn ich nur noch einen Tag zu leben hätte, würde ich ...“ auf ein Blatt.
- ✓ Dann vervollständige den Satz aus dem Bauch heraus. – Satz um Satz, egal, was dir in den Sinn kommt. Schreib es nieder, auch wenn es weit mehr oder weit weniger Sätze als diese 12 vorher niedergeschriebenen Halbsätze sind.

Nach einer kurzen Pause prüfe:

1. *Was würdest du tun? Warum hast du es (bisher) noch nicht getan?*
2. *Oder du stellst fest, du würdest gar nicht so viel ändern und einfach alles so weitermachen wie bisher?*

Zu 1: Das sind unbewusste oder teilbewusst versteckte Wünsche und Sehnsüchte, die dir im Alltag nicht so bewusst sind.
Überlege, was du davon umsetzen und gleich ohne Aufschub ändern, ja leben könntest! Am besten hier und jetzt, sofort!

Denk daran: Das Leben ist zu kurz für „später, morgen, nächsten Montag, nächsten Monat“!

Zu 2: Du scheinst im Gleichgewicht zu sein, zufrieden mit dir und deinem Leben. Du machst alles so, wie du dir es vorstellst. Gut! Dann behalte diesen Kurs bei und mache die Übung immer mal wieder, beispielsweise immer zu deinem Geburtstag oder zum Jahreswechsel, und prüfe, ob es weiterhin so ist.

Ich denke, wir können uns nur bedingt oder nicht einmal annähernd in die Lage versetzen, wie es ist, wenn wir nur noch einen Tag zu leben hätten. Trotzdem ist es eine gute Übung, nicht nur für die Menschen, die Sterbende betreuen, um Empathie empfinden zu können. Ich finde, es ist eine gute Achtsamkeits- und Reflexionsübung für alle Menschen. Sie bietet die Chance, das eigene Leben zu reflektieren und gleichzeitig zu priorisieren.
Wir sollten nicht warten, bis uns irgendeine Krankheit einholt, um eine sogenannte „Was-möchte-ich-in-meinem-Leben-noch-erleben-erreichen-Liste" zu schreiben. Das können wir doch auch so! Warum warten wir immer bis kurz vor zwölf? Nimm ein Blatt Papier, schreibe darauf, was du in deinem Leben noch alles tun und erleben magst.

Mache diese zwei Übungen immer wieder einmal, egal wann, aber nimm dir immer wieder Zeit, um innezuhalten und dir deiner „Eigentlich-wollte-ich-doch-Themen" bewusst zu werden. Entscheide dann bewusst, was du davon ändern, umsetzen oder beibehalten willst.

LEBENSWEISHEITEN

Es sind die Lebenden,
die den Toten die Augen schließen.
Es sind die Toten,
die den Lebenden die Augen öffnen.

Slawisches Sprichwort

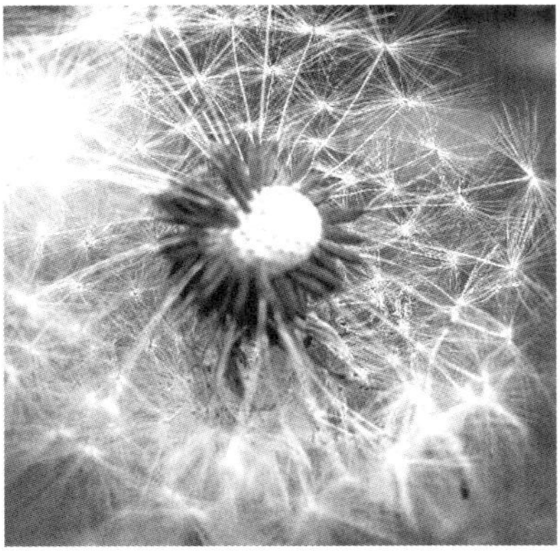

Genauso wie es das slawische Sprichwort besagt, empfinde ich es täglich aufs Neue in meinen Begleitungen Schwerstkranker, Sterbender und deren Angehörigen. Wie oft öffnen mir gerade Sterbende oder die eben Verstorbenen die Augen für wichtige Lebensthemen und Fragen!

Es folgen nun Weisheiten, Botschaften und manchmal auch Apelle oder Lektionen, welche für mich aus den unzähligen Begleitungen der letzten 15 Jahre zu meinen Lebensbegleitern, ja fast schon zu meinen goldenen Lebensregeln wurden.

1. Söhne dich aus & löse Konflikte!

Mit einer geballten Faust
kann man keinen Händedruck wechseln.

Indira Gandhi

Streitigkeiten und Unfrieden lassen sich kaum vermeiden, das kennen wir alle, schließlich sind wir alle „nur" Menschen. Früher oder später kommt es in den „besten" Familien zu Meinungsverschiedenheiten, bei denen nachhaltig keine Einigung erzielt werden kann. Oft erhitzen sich die Gemüter, ein Wort ergibt das andere, und es entsteht Streit. Manchmal befindet man sich sogar von jetzt auf gleich in einer Streitsituation, ohne genau zu wissen, wie es denn so plötzlich dazu kam, wie es eigentlich angefangen hat. Vielleicht eskaliert es sogar so, dass die Beteiligten nicht nur situativ beleidigt sind, sondern sogar überhaupt kein Wort mehr miteinander reden und sich gegenseitig dauerhaft meiden. Nicht selten kommt es auch zum totalen Kontaktabbruch. Viele Menschen tragen solche Auseinandersetzungen, solch einen ungelösten Streit und Unfrieden ein Leben lang mit sich herum und leiden darunter, oft bis an ihr Lebensende. Wir kennen es sicher alle, wie sehr uns ein bestehender, ungelöster Konflikt mit Menschen, die uns nahe sind oder die wir lieben, belasten kann. Manch ein Konflikt kann einen gar so stark belasten, dass er uns krank macht, beispielsweise bei jeder Begegnung Übelkeit oder vor jedem Treffen Durchfall und Erbrechen oder ähnliches auslöst. Im Grunde ist das Bedürfnis nach Versöhnung und Aussöhnung, letztlich das Bedürfnis nach Harmonie und Frieden, wenn auch unterschiedlich stark ausgeprägt, in uns allen angelegt. Wer hat schon Freude an Unfrieden? Wem macht streiten wirklich Spaß? Außer natürlich ein liebevolles „sich necken", wie schon das alte Sprichwort „Was sich liebt, das neckt sich" verrät. Am Ende des Lebens wird das Bedürfnis nach innerem Frieden durch Aussöhnung mit sich selbst, den anderen, dem Du und der Welt immer wichtiger. Das ist vermutlich einfach deshalb so, weil nicht mehr so viel Zeit bleibt. Aussöhnung ist auch am Sterbebett noch möglich, das durfte ich oft erleben und begleiten. Das sind wirklich schöne, beseelende Erfahrungen. Das kann und möchte ich allerdings nicht pauschalisieren, denn ich bin daran auch schon häufig gescheitert.

Selbst wenn das Bedürfnis nach Aussprache und Versöhnung am Sterbebett sehr stark ausgeprägt und daher von manch einem ersehnt wurde, waren die Familiensysteme manchmal so verstrickt und es hatten scheinbar zu viele Verletzungen stattgefunden, sodass von einer Seite eine Aussöhnung einfach abgelehnt wurde, weil es demjenigen vielleicht emotional nicht möglich war. Als Begleiter nehme ich dann eine neutrale Haltung ein. Ich versuche, es nicht zu werten, vor allem aber niemals von „Schuld" zu sprechen, beispielsweise von den „schlechten" Eltern oder „undankbaren" Kindern, sondern es so anzunehmen, wie es ist. Wir wissen nie

genau, was zu dem Unfrieden zwischen den jeweiligen Personen geführt hat, welche Verletzungen so schmerzlich für alle Beteiligten gewesen sind.
Auch das gibt es und auch das muss sein dürfen, ohne Wertung von außen. **Nehmen wir es für uns gesunde Menschen zum Anlass, anders miteinander umzugehen, es „besser" zu machen und in unserem Kreis in Frieden zu leben, uns um Aussöhnung zu bemühen.**
Am Lebensende spielt die Frage nach Schuld und Vergebung eine bedeutende Rolle. Für ein „gutes Sterben" und Loslassenkönnen ist es für den Sterbenden meist sehr wichtig, seine „Angelegenheiten" zu regeln, „offene Rechnungen" zu begleichen oder „reinen Tisch" zu machen.
Das folgende Beispiel einer sehr bewegenden Begleitung von Gertrud und ihrer Familie zeigt uns eine späte Versöhnung am Sterbebett, wie ich sie nicht nur einmal begleiten durfte.

Späte Versöhnung mit dem Bruder
Gertrud, 91 Jahre, befand sich schon mehr als eine Woche in einem Alten- und Pflegeheim im Sterbeprozess. Alle ihre Kinder waren um sie versammelt, trotzdem konnte sie einfach nicht sterben. Es waren alle Anzeichen des unmittelbaren Sterbens vorhanden. Sie atmete schwer, hatte bereits Atemaussetzer. So ging es ein, zwei Tage, dann ging es wieder minimal besser, etwa für einen halben Tag, dann wiederholte sich das Ganze von vorne. Sie reagierte auf Ansprache nur mehr mit

einem Stöhnen, welches ich nicht deuten konnte. Es war kaum mit anzusehen, wie sich die sterbende Mutter quälte, wie schwer sie sich mit dem Loslassen tat. Auch der Anblick der leidenden Kinder tat weh. So fragte ich die älteste Tochter, ob es sein könne, dass die Mutter noch auf etwas oder jemanden warte. Sie schaute mich erstaunt an, da wisse sie nichts. Ich erklärte, dass der Wunsch nach Versöhnung in den meisten Sterbenden vorhanden sei. Falls es da also noch etwas gäbe, könnte die Auflösung dessen sie dabei unterstützen loszulassen, um im Frieden von uns gehen zu können.

Am Folgetag brachten die Kinder einen älteren Herrn mit und stellten ihn mir als den Onkel, den Bruder der Sterbenden, vor, mit dem sie seit 41 Jahren auf Grund von Erbschaftsstreitigkeiten im Unfrieden war und keinen Kontakt mehr gehabt hat. Sie nahmen mich zur Seite und fragten, ob das der Grund sein könne. Ich hoffte es, denn irgendetwas hinderte die Frau, endlich von uns gehen zu können. In einem kurzen Gespräch mit dem Bruder und den Kindern konnte ich die Ängste des ebenfalls hochbetagten Seniors ausräumen, dass sie ihn vielleicht nicht sehen wolle. Ich machte ihm Mut, sich zu ihr zu setzen und mit ihr zu sprechen, weil sich meiner Erfahrung nach viele Menschen nach Aussöhnung am Lebensende sehnen. Seine Augen füllten sich mit Tränen und er berichtet davon, dass auch er in den letzten Jahren viel an seine Schwester gedacht habe, dass er den Streit um das Geld und das Haus damals

bitter bereue und schon in Sorge sei, diesen Konflikt „ungeklärt mit ins Grab nehmen zu müssen"!
Diesen Satz habe ich in zahlreichen Begleitungen genau so gehört: „etwas ungeklärt, unversöhnt mit ins Grab nehmen zu müssen".
Kaum saß der Bruder am Bett, weinte er leise und sprach ruhig sein Bedauern über den Streit aus und dass er die Zeit zurückdrehen würde, wenn er nur könnte. Weiter sagte er ihr, von seiner Seite her könne er Frieden damit schließen und dies wünsche er ihr nun auch. Nun weinten alle Anwesenden. Der Atem seiner Schwester wurde merklich ruhiger und gleichmäßiger und sie verstarb noch am selben Tag.

Was kann uns die Geschichte von Gertrud lehren?
Sprich dich aus, mache Frieden mit dir, mit den anderen, mit der Welt. Sage alles, was du zu sagen hast, bevor du gehst!
Wie uns das Beispiel von Gertrud und ihrem Bruder zeigt, kann auch so eine späte Aussöhnung am Sterbebett für den Sterbenden und dessen Angehörigen die Chance sein, alte Verletzungen und eigenes Versagen an- und auszusprechen, denn nur dann ist Vergebung und Versöhnung möglich.

Elisabeth Kübler-Ross, eine der bekanntesten Sterbeforscherinnen, hat in den Siebzigern unter anderem ein Buch über die Sterbephasen verfasst. Darin beschreibt sie ein Phasenmodell, in welchem der Sterbende fünf

Phasen durchläuft, wobei die letzte Phase der Zustimmung eine Art Aussöhnung mit dem Leben und Sterben darstellt. Das Modell ist sehr umstritten, auch ich finde es gefährlich, solch intime einzigartige „Phasen“ zu schubladisieren. Meine Erfahrung ist, dass starke Emotionen von Tag zu Tag wechseln. Die Vorstellung etwa, dass am Ende immer Versöhnung möglich ist und alles gut ist, kann ich nicht immer und für jeden Sterbeprozess und Sterbenden teilen, wenn ich es auch jedem wünsche und schon oft erleben und begleiten durfte. Wovon ich überzeugt bin, ist, dass es eine Grundsehnsucht nach Frieden sowie den Wunsch, ungelöste Konflikte nicht in dieser Welt zurückzulassen oder „mit ins Grab zu nehmen“, gibt!
Dafür mache ich mich immer wieder stark, versuche dazu dezent und sensibel hinzulauschen, um dann zu beraten und zu begleiten, wo es erwünscht und möglich ist.
Vielleicht zeigt dir auch das nachfolgende Beispiel, wie heilsam, kraftvoll und wichtig Versöhnung, ja auch eine Aussöhnung mit dem eigenen Schicksaal, sein kann – nicht erst am Lebensende.

Mit dem Schicksal ausgesöhnt

Tanja, sie ist 63 Jahre, hat sich mit ihrem Schicksal ausgesöhnt, sagt sie. „Ich rechne immer nur von Untersuchung zu Untersuchung. Was danach kommt, ob wieder Metastasen[1] oder eine Verschlechterung, sehe ich dann, wenn es so weit ist. Alles andere bringt eh nichts.“

Sie hat durch die Erkrankung gelernt, mit sich „Frieden zu machen“. Sie hat sich sogar mit der Erkrankung, der damit verbundenen Warterei, diesem „von-Quartal-zu-Quartal“-Denken ausgesöhnt und kommt dadurch damit zurecht. Sicherlich könnten wir nun sagen: „Na ja, sie hat ja gar keine andere Chance!“ Doch nicht alle meine Patienten gehen so damit um, obwohl auch diese eigentlich keine andere Chance haben.

Ich denke, wir sehnen uns im Grunde alle sehr nach „innerem Frieden“. Beginnen wir heute, hier und jetzt damit!

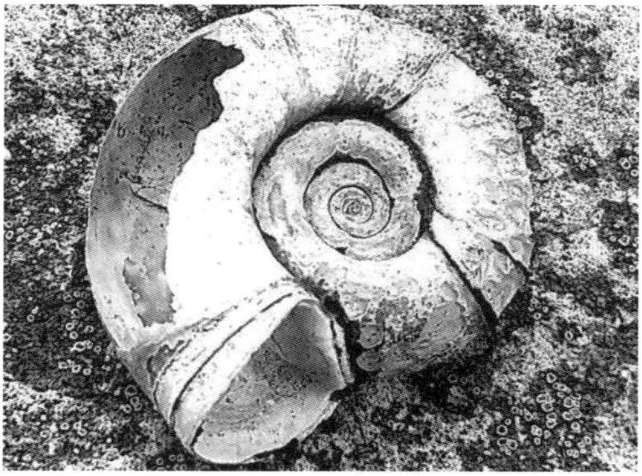

[1] Metastasen sind Tumore, die sich durch Verschleppung von kranken Zellen, besonders einer bösartigen Geschwulst, an einer anderen, vom Ursprungsort entfernt gelegenen Körperstelle bilden, dies nennt man auch „Tochtergeschwulst“.

2. Gehe im Frieden auseinander!

Es gibt keinen Weg zum Frieden,
denn Frieden ist der Weg.

Mahatma Gandhi

Wir wissen nie, wann wir das letzte Mal mit einer geliebten Person sprechen, denn es gibt keine Garantie dafür, dass man sich heute Abend, morgen oder nächste Woche noch einmal sieht.
Meine Uroma sagte immer, man solle nie im Streit auseinander gehen, an ihrer Haustür im alten Bauernhaus stand in altdeutscher Schrift so in etwa:

Sag morgens mir ein gutes Wort,
bevor du gehst von Zuhause fort.
Es kann so viel am Tag geschehn,
wer weiß, ob wir uns wiedersehn.

Sag lieb ein Wort zur guten Nacht,
wer weiß, ob man noch früh erwacht.
Das Leben ist so schnell vorbei
und dann ist es nicht einerlei,
was Du zuletzt mich hast gefragt,
was Du zuletzt zu mir gesagt.

Drum lass ein gutes Wort das letzte sein,
bedenk: Das Letzte könnt's für immer sein.

Unsere letzte Begegnung war ein Streit

Seit ich Carina getroffen habe, überlege ich bewusster, was ich als letztes sage, denn Carina, 41, erzählte mir in einem Trauergespräch: *„Ich wünschte, dass das letzte Gespräch kein Streit gewesen wäre, jetzt ist Tobias tot. Bei der letzten Begegnung mit ihm stritten wir, bis die Fetzen flogen, so viel ungute und unfriedliche Worte sind gefallen. Damit muss ich nun weiterleben und es belastet mich sehr."*

Natürlich gibt es Momente, in denen wir beispielsweise unsere/n Partner/in „an die Wand klatschen könnten" oder ihm/ihr alles Mögliche an den Kopf werfen. Doch wir können das so oder so tun. Wir können solche Streitigkeiten ausleben, uns aber vor dem Zubettgehen überlegen, lieber nicht „im Unguten", also unfriedlich einzuschlafen. Auch kann man morgens das Haus friedlich verlassen. Denn wer weiß schon, was über Nacht oder auf dem Weg zur Arbeit passieren kann?

Im Guten auseinander gegangen

Gerd, 56 Jahre, erzählt mir davon, dass seine Ex-Frau ihn täglich hier in der Klinik besucht. Das ist ihm so wertvoll und er könne es ehrlich gesagt gar nicht ganz fassen, denn sie besucht ihn hier an seinem Sterbebett, obgleich die Ehe wegen ihm, wegen seinem Fremdgehen auseinander gegangen ist. Allerdings seien sie „Gottlob im Guten auseinander gegangen", haben sich

bei allen Themen des Lebens immer gegenseitig unterstützt, auch wegen der gemeinsamen Kinder.
Dafür sei er nun so unendlich dankbar.

Also: Geht möglichst immer im Guten auseinander!

Streckt dir jemand die Hand aus, dann verweigere sie nicht, nimm sie.
Denn sonst trägst DU dies bis zum Ende des Lebens mit dir herum!

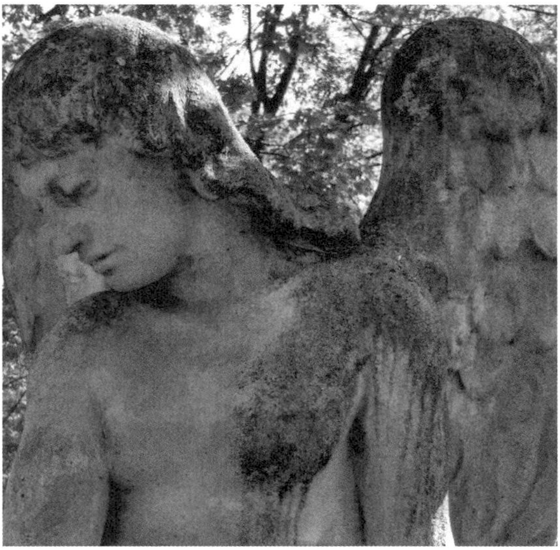

3. Akzeptiere!

Zu unserem Leben gehören nicht nur die Höhen, sondern auch alle Tiefen des Lebens. Dies gilt es anzunehmen und zu akzeptieren. Alles, was passiert, gehört dazu, auch die Krisen. Dazu fällt mir gleich der Text „Alles hat seine Zeit“ ein. Es ist eben nicht nur ein Bibeltext oder ein dahergesagter Spruch, sondern es stimmt. Alles hat seine Zeit, Geburt und Tod, Leben und Sterben, Höhen und Tiefen, Liebe und Streit ...
Das kann einem inneren Frieden schenken, dies anzunehmen und zu akzeptieren, statt Energie aufzuwenden, um gegen Unvermeidliches anzukämpfen.

Alles hat seine Zeit
Ein jegliches hat seine Zeit,
und alles Vornehmen unter dem Himmel
hat seine Stunde.
Geboren werden und sterben,
pflanzen und ausrotten, was gepflanzt ist,
würgen und heilen, brechen und bauen,
weinen und lachen, klagen und tanzen,
Stein zerstreuen und Steine sammeln,
herzen und ferne sein von Herzen,
suchen und verlieren, behalten und wegwerfen,
zerreißen und zunähen, schweigen und reden

Lutherbibel 1912, Prediger 3,1-7

Meine Zeit ist gekommen
Diesen Text lese ich der 71jährigen Frieda mit austherapiertem Vulva-Krebs immer wieder vor, nachdem sie mich fragte: „Da gab es doch genau so einen Text, dass alles eben mal seine Zeit hat?“ Er scheint sie zu beruhigen, zu bestätigen, ihr Frieden und Ruhe zu schenken, denn immer, wenn ich ihn vorgelesen habe, nickte sie bestätigend dazu und meinte: „Genau, nun ist eben meine Zeit gekommen, nun bin ich dran und das ist ok, so wie es ist.“

Vielen Sterbenden schenkt dieser Text Frieden und Kraft. Manche kann es allerdings auch aufwühlen und bei ihnen das Gegenteil hervorrufen, nämlich: *„Das kannst du leicht sagen, du bist es nicht, deren Zeit nun gekommen ist! Du darfst ja noch weiterleben!“*

Hier bedarf es ein Gespür, wann der Text angebracht ist und heilsam wirken kann und darf.
Alles hat seine Zeit, so auch meine persönliche Erfahrung, gerade in Krisen und wenn ich mich gerade mal in einem tiefen Tal befand. Alles, was passiert, kann uns beim Wachsen helfen, sogar in Krisen, selbst in den schlimmsten Krisen, auch wenn es in dem Moment gerade nicht so aussieht. Diese feste Überzeugung und das Vertrauen in die Zeit gaben mir im Leben immer wieder Kraft und Mut, Dinge, die ich zunächst dachte nicht zu „überleben“, doch durchzustehen und dann sogar gestärkt daraus hervorzugehen.

Frage dich:

- Wie gehst du selbst mit Krisen um?
- Durftest du auch die Erfahrung machen, dass Akzeptanz und Dinge anzunehmen helfen kann? Gerade in schwierigen Zeiten deines Lebens.

Ein weiteres Beispiel aus meinen Begleitungen:

Akzeptiere Grenzen

„Krank werden und sterben tun nur die anderen, doch nicht ich!“, sagte Felix zu mir. „Ich habe den Krebs nun dreimal überlebt. Wie? Weil ich ihn letztlich doch angenommen habe, auch wenn ich mich Anfang sehr dagegen sträubte. Akzeptanz ist wirklich eine durchaus heilsame Medizin!“ Doch jetzt, jetzt ist es anders, das spürt er, jetzt ist es wohl so, erneut sein Schicksaal annehmen und akzeptieren zu müssen. Auch wenn es diesmal keine Optionen mehr gibt, das spüre er deutlich, diesmal müsse er wohl wirklich sterben. Aber er habe gekämpft wurde gesund, dreimal. Er habe dadurch viel kostbare Lebenszeit gewonnen und viel für und über sich gelernt. Nun dürfe er auch hinübergehen, mit Akzeptanz und Annahme auch dieser schwierigen Situation. Er bittet mich, ihn dabei zu begleiten. Als wir uns das letzte Mal sahen, war uns beiden klar, wir spürten es, dass es das letzte Mal sein würde. Er sagte zu mir: „Akzeptiere deine Grenzen und schau immer nach vorn!“

Was soll ich sagen? Ich versuche es, es gelingt mir nicht immer. Ich übe mich darin, Grenzen jeglicher Art zu akzeptieren, auch wenn es schwer ist, manchmal sogar sehr schwer.

Die Grenze schenkt die Form,
die eine Voraussetzung der Fülle ist.

Jean Guitton

Egal, was dich aktuell oder demnächst belastet, versuche nicht, dagegen anzukämpfen, sondern es anzunehmen, wie es ist, und es zu akzeptieren. Dann hast du die Kraft dafür übrig, nach Lösungen zu suchen. Manche Dinge kann man aber auch nicht ändern und muss sie akzeptieren und annehmen, wie sie sind.

Neue künstliche Brüste

Betty erzählt, wie sie lernte, ihre Brustepithesen[2] zu akzeptieren: „Ich hatte Brustkrebs, bin geheilt, doch meine Brüste mussten amputiert werden. Es ist nicht leicht, mit dem Verlust eines Körperteils umzugehen, schon gar nicht, wenn es sich dabei um ein für Frauen so wichtiges Körperteil wie die Brust handelt. Das anzunehmen, zu akzeptieren und mich nun mit Brustprothesen zu begnügen, war wirklich eine schlimme Erfahrung für mich. Auch wenn ich mir noch so oft sagte:

---

[2] Eine Brustepithese ist eine Brustprothese aus Silikon, welche optisch und haptisch sehr natürlich wirkt.

‚Mensch du kannst doch froh sein, noch zu leben!‘, trotzdem war der Verlust meiner abgenommenen Brüste sehr schwer für mich. Auch sieht man optisch gar keinen Unterschied zwischen meiner früheren normalen Brust und der Brustepithese jetzt. Erst als ich mich selbst so annehmen und akzeptieren konnte, mit diesen neuen Brüsten, konnte ich sie immer und überall tragen und habe inzwischen sogar das Gefühl, das sie nun zu mir gehören. Doch das war ein langer Weg, gemeinsam mit der Psychoonkologin.“

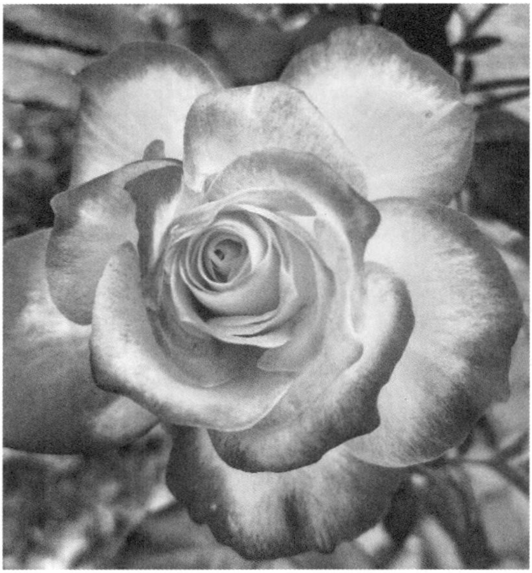

4. Erwarte nicht(s)!

Wenn wir unsere Erwartungen verringern,
werden wir Zufriedenheit erfahren.

Dalai Lama

Ich erwarte nicht einmal, dass mein Herz morgen noch schlägt.

„Erwarte nicht, dass das Leben fair ist, Marion! Erwarte lieber gar nichts!", so der junge Palliativpatient Christof. Weiter sagte er: „Ich erwarte nichts, nichts mehr, außer vielleicht, dass mein Herz morgen, na ja vielleicht noch übermorgen schlägt, aber vermutlich sollte ich nicht einmal das erwarten!"

Auf gewisse Weise hat er recht, denn warten, das tun wir auf Dinge, die hier und jetzt nicht da sind, die nicht so sind, wie wir es wollen. Wir warten darauf, dass unsere Mitmenschen das sagen und tun, was wir uns wünschen. Trifft dies nicht ein, sind wir enttäuscht. Durch solche Erwartungen und der damit verbundenen Haltung entsteht eine Kluft zwischen Wunsch und Wirklichkeit, die uns nur ins Leid stürzen kann.

Wie oft habe ich das selbst schon erlebt, dass viele Menschen um mich herum zu mir schon gesagt haben: „Du erwartest zu viel." Hm. Erwarte ich wirklich zu viel? Oder einfach nur das, was ich auch gebe?

Selbstsucht bedeutet nicht,
zu leben wie man es wünscht,
sondern von anderen verlangen,
dass sie leben, wie man es erwartet.

Oscar Wilde

Betrachten wir verschiedene Situationen, in denen wir regelmäßig durch Erwartungen frustriert werden:

- die Erwartung, bestätigt zu werden
- die Erwartung, geliebt zu werden
- die Erwartung, man müsse deine Gedanken lesen können
- die Erwartung, andere sollten dich glücklich machen

Reflektieren wir diese vier Erwartungshaltungen, wie sie uns vermutlich allen sehr wohl bekannt sind.

Die Erwartung, bestätigt zu werden

Die Erwartung, bestätigt zu werden, kennen sicherlich viele, wenn nicht alle. Bestätigung für unsere Leistung, unser Aussehen, unseren Lebensweg. Wer wünscht sich das nicht? Letztlich eine Anerkennung für das, was uns ausmacht. Doch wenn ich davon mein Leben abhängig mache, erwarte, jemand bestätigt mir dies, dann kann ich unter Umständen oder mit Sicherheit auch enttäuscht werden.

Die Erwartung, geliebt zu werden

Jeder von uns möchte geliebt werden, das ist ein Grundbedürfnis eines jeden Menschen. Doch Liebe ist ein Geschenk, sie lässt sich nicht erzwingen, jedoch lässt sie sich finden, für jeden von uns. Und was noch viel wichtiger ist: Liebe lässt sich nicht anketten, das wusste auch schon Konfuzius. Er sagte dazu: „Was du liebst, lass frei. Kommt es zurück, gehört es dir – für immer."

Die Erwartung, man müsse deine Gedanken lesen können

Wer kennt das nicht? Ist das nicht vielleicht sogar der bekannteste Konflikt zwischen Mann und Frau? Sie meint, er müsse ihre Gedanken, ja ihr jeden Wunsch auf den Augen ablesen können. Oder der Kerl, den du seit Wochen in der S-Bahn antriffst, den du immer anhimmelst ... er merkt es einfach nicht. Wie auch? Woher soll er wissen, dass du gerne mal nen Kaffee mit ihm trinken gehen möchtest?

Da fällt mir die Geschichte von dem Ehepaar ein, das seit vielen Jahren verheiratet ist. Eines Tages sitzen sie wieder beim Frühstück. Die Brötchen sind immer so geteilt, dass sie die obere und er die untere Hälfte bekommt, obwohl eigentlich jeder gerne die andere Hälfte gehabt hätte. Warum dann das Ganze? Sie war der Meinung, er mag lieber die untere, und er dachte immer, sie mag lieber die obere Hälfte. So ist es mit den gegenseitigen Erwartungen, die unausgesprochen zwischen uns stehen. Nach 40 Ehe-Jahren stellten sie

zufällig fest, dass es genau umgekehrt war. Sie hatte für ihn immer auf die bevorzugte untere Hälfte verzichtet und er für sie auf „seine“ obere Hälfte. Sie waren erstaunt, wie hartnäckig so ein Missverständnis sein kann, lachten aber darüber und von da an hatte jeder die Brötchenhälfte, die ihm eigentlich lieber war. Diese „Brötchenhälftenproblematik“ ist typisch für Erwartungshaltungen, die gerade Paare miteinander haben. Wir erfüllen Erwartungen, die der Andere überhaupt nicht hat!
Statt der Erwartung und dem ewig Warten wäre es wohl besser, ein offenes, aufklärendes Gespräch zu führen.

Die Erwartung, andere sollten dich glücklich machen
Denkst du auch manchmal: „Wenn er/sie endlich mal dieses oder jenes tut, dann bin ich glücklich“?
Das kennt bestimmt jeder, das Problem ist nur, SO kann man sich nur unglücklich machen, denn wir können einen anderen nicht ändern, sondern nur uns selbst. Darin liegt aber auch der Schlüssel und die Chance, denn nur ich selbst habe mein Glück in der Hand, wie schon das alte Sprichwort sagt: *Jeder ist seines Glückes Schmied.*
Erwarte nicht, dass dich jemand glücklich macht. Außer dir selbst. Wenn uns etwas nicht passt, müssen wir es selbst in die Hand nehmen.

Erwartungen loszulassen, geht nicht von heute auf morgen, doch wir können von Zeit zu Zeit immer wieder für uns prüfen:

- Von wem erwarte ich zu viel?
- Welche Erwartungen könnte ich loslassen?
- Welche Erwartungen können mich nur enttäuschen, weil sie nie erfüllt werden können?
- Welche Erwartungen hemmen und hindern mich am Leben?

Auch zwischen Gesunden und Kranken entstehen oft „falsche Erwartungen", wie eines meiner Beispiele aus meinem Alltag zeigt:

Ich sehne mich so nach banaler Normalität

Ich frage mich immer wieder, ob man jemandem, der den Tod in Reichweite hat, von seinen belanglosen Alltäglichkeiten und „Pseudo-Sorgen" erzählen darf. *„Ja, so gern"*, *lehrte mich Elisabeth und sagt weiter: „Als ich mitten in der Krankheit steckte, habe ich immer wieder gehört: ‚Mir geht es nicht gut. Aber ach, was erzähle ich dir! Dir geht es ja viel schlechter.' Dabei habe ich mir nichts sehnlicher gewünscht, ja sogar erwartet, als banale Probleme und Normalität. Aber so ist es eben mit Erwartungen, man wartet und wartet … und das, was man er-wartet, trifft nicht ein, und das frustriert obendrein. So nahm ich alle Reaktionen auf meine Krankheit um mich herum hin und an, das war das Beste, was ich*

tun konnte, denn jeder weiß, wie überfordert die Menschen um einen sind, wenn sie einen geliebten Menschen verlieren und wie komisch sie unter Umständen dann auch werden können. Das geht bis zum Kontaktabbruch auf Grund von Überforderung und Angst, das Falsche zu tun oder zu sagen."
Sie hat recht, vor allem mit der Überforderung und Angst.

Dann wechseln Menschen sogar die Straßenseite
Einmal erzählte mir eine trauernde Mutter, die kurz nach der Geburt ihr Kind verlor, wie einsam sie war. Warum? Erst erlitt sie den Verlust des eigenen Kindes und dann wechselten die Menschen reihenweise die Straßenseite, vermutlich, um nichts Falsches zu sagen, weil man da ja gar nicht so recht weiß, was man sagen soll. „Das hat mich noch einsamer gemacht. Dabei gibt es in solch schlimmen Situationen nie ‚das Richtige', was man sagen kann. Egal, was man sagt, es ist immer schlimm und nimmt die Trauer nicht einfach weg. Doch die Straßenseite zu wechseln, ist auch nicht die Lösung, es macht den schon einsamen Trauernden nur noch einsamer."
Diese Frau, Ingrid, legte die Erwartung ab, die Menschen kommen auf sie zu, reden mit ihr darüber, geben ihrer Trauer Raum, stattdessen ließ sie sich zur Trauerbegleiterin zertifizieren, um künftig anderen Trauernden beizustehen, so wie diese es brauchen und verdienen. Ganz im Sinne von:

Sei du selbst die Veränderung,
die du dir wünschst für diese Welt.

Mahatma Gandhi

In den nächsten Berichten von Karlheinz und Ivan bekommt die Thematik des Wartens und Erwartens eine ganz andere Gewichtung.

Auf eine Niere warten

Mit 22 Jahren spendete der ältere Bruder und mit 41 Jahren die eigene Frau eine Niere. Jetzt, kurz vor der Rente, wartet und hofft er auf eine fremde Niere. „Ich habe die Warterei so satt“, sagt er, „denn mein Leben hängt an einer Maschine.“ Seit zwei Jahren hofft er nun schon auf eine Spenderniere. Karlheinz ist dreimal pro Woche für vier Stunden in einer Klinik an ein Dialysegerät gefesselt, welches sein Blut von Schadstoffen reinigt. „Sonst wäre ich tot, denn die eigenen Nieren haben längst schlapp gemacht. Trotzdem“, sagt er, „kann ich eigentlich nicht noch eine 3. Niere erwarten, oder? Vor allem nicht, wenn dafür ein anderer erst sterben muss, damit ich leben kann. Das ist wirklich schräg. Das war ja schon komisch, als mein Bruder und meine Frau mir eine ihrer Nieren spendeten, aber jetzt? Wenn erst jemand stirbt, um mir eine Niere abzugeben …“

Ungewisses Warten

Ivan braucht dringend ein neues Herz, denn sein eigenes ist zu schwach geworden. Er ist inzwischen HU eingestuft. HU steht für High Urgency – Hohe Dring-lich-keit. Die Wartezeit für ein Herz beträgt durchschnittlich zwischen sechs und zwölf Monaten. Es ist nie vorhersehbar, wann der erlösende Anruf kommt und ob überhaupt ein passendes Spenderorgan gefunden wird. Es könnte recht kurzfristig passieren oder doch länger als ein Jahr dauern, was für Ivan zu spät wäre. Fest steht, Ivan wird das Krankenhaus ohne ein neues Herz nicht mehr verlassen können, denn sein Zustand wird nicht mehr besser, eher weiter schlechter. Es ist Ende Oktober, nachmittags, Ivan stirbt, bevor er ein neues Herz bekommt.

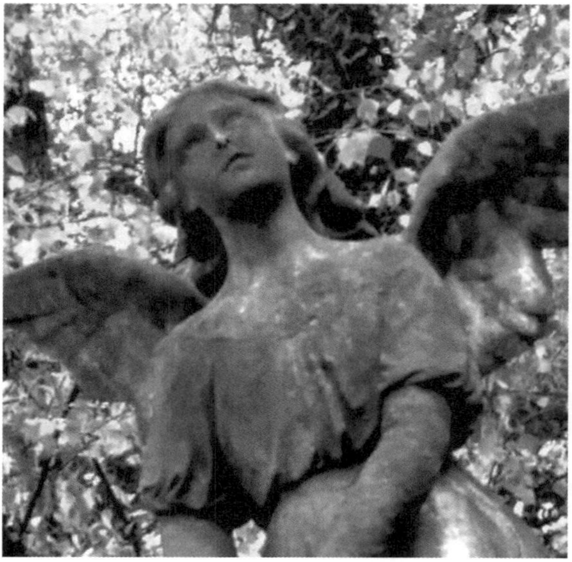

5. Begnüge dich!

Das letzte Hemd hat keine Taschen

Zufrieden sein ist große Kunst,
zufrieden scheinen großer Dunst,
zufrieden werden großes Glück,
zufrieden bleiben Meisterstück.

Altes Sprichwort

Zufriedenheit und Bescheidenheit sind vielleicht zwei aus der Mode gekommene Worte und Werte. Doch viele Glücksforscher und Coaches versuchen, diese alten Werte wieder zu entdecken – für mehr innere Freiheit und wahres Glück. Genau wegen dieser Freiheit leben einige Menschen bereits die Bewegung „Minimalismus“. Sie wollen mehr zu sich finden, klarer sehen, sich von Überflüssigem befreien.

Ich brauche nichts mehr. – Was passt schon in (m)einen Sarg?

Ich kam zu einem zweiten Hausbesuch zu Frederik zur Beratung in ein großes Haus. Im Gegensatz zu meinem ersten Besuch war es jedoch viel leerer. Es schien, als sei es aus- und aufgeräumt worden. Frederik, ein gut betuchter 69jähriger Mann, der dieses wunderschöne alte Haus bewohnte, begrüßt mich mit den Worten: „Ich bin bereit, ich habe so ziemlich alles verschenkt, ich brauche nichts mehr, was passt schon in meinen Sarg!?

Nur ich, mein Anzug und Deckel drüber." Ich fragte erstaunt nach, warum er schon so viel weggegeben habe, er lebe ja schon noch eine Zeit. Er erwiderte, es befreie ihn, außerdem wolle er bestimmte Dinge bestimmten Menschen hinterlassen. Es sei ganz einfach gewesen, es habe ihm sogar Freude bereitet. Das hat er in seinem bisherigen Leben nie für möglich gehalten, denn sein Besitz war ihm immer wichtig. – Aber die letzten Tage tat es ihm gut, sich von diesen Dingen zu verabschieden und anderen Menschen sogar noch eine Freude damit zu machen. Er konnte mit seinen Dingen Gutes tun. Ein weniger später sagte er: „Im Grunde hat mein Besitz Besitz von mir genommen, die ganze Zeit ich habe es nur nicht bemerkt." Jetzt spürt er das und es sei ihm völlig klar.

Habsucht macht arm bei allem Reichtum.

Altes deutsches Sprichwort

Viele Menschen kennen die Frage, wenn die Eltern sterben, was bleibt dann von ihnen übrig? Das verwaiste Elternhaus muss auf- und ausgeräumt werden, eine gefühlte Herkulesaufgabe für die Erben: Wohin mit den Fotos? Dem Schmuck? Den Büchern? Dem Biedermeierschrank? ... und all den Dingen, an denen so viel Erinnerung hängt?

Hast du selbst schon einmal eine Wohnung oder ein Zimmer in einem Altenheim geräumt? Als ich noch in der stationären Altenhilfe arbeitete, war ich auch für die Räumung der Zimmer zuständig. Bei den Zimmern von Verstorbenen, die keine Angehörigen mehr hatten oder eine gesetzliche Betreuung, war das eine besondere Aufgabe. Die Betreuung endet mit dem Tod und keiner fühlt sich mehr für die letzten Habseligkeiten der verstorbenen Bewohner zuständig. Der Einrichtungsleiter möchte das Zimmer schnell an den nächsten Pflegebedürftigen übergeben, also raus mit dem ganzen Zeug, was dann meist am Hausmeister und mir hängen blieb. Also packten wir Fotos, Tücher, Schmuck, Teddybären, Puppen, Halstücher, Bilderrahmen, usw. in Koffer, Kisten oder Plastiktüten, einfach so, denn das Zimmer wird schnell wieder benötigt. Alles, was vom Leben übrig bleibt, die letzten Habseligkeiten dieses Menschen wollte keiner wegwerfen, das tat schon weh. Doch alle diese Kisten aufheben – wohin? Ich entschied mich dann dafür, wenigstens eine Kleinigkeit aufzuheben. So füllte sich das Regal hinter meinem Schreibtisch nach und nach. Der Rest wanderte in den Müll. Doch dann wäre die Person, der das alles einmal gehörte, damit endgültig ausgelöscht, nur weil sich niemand für diesen kleinen Schatz interessiert. Ich wollte wenigstens ein kleines Teilchen aufbewahren und so den Menschen würdigen. Einmal war es ein kleines Kindergebetsbuch, dann ein altes Foto, ein kleiner Schlüsselanhänger, eine kleine geschnitzte Figur oder ein Teddybär. Das war einfach eine schöne Vorstellung, dass von jedem eine Kleinigkeit über bleibt, auch wenn man am Ende nichts mitnehmen kann. Irgendwie befreit mich persönlich der Gedanke, denn ich sammle seither nicht mehr so viel Nippes an, auch gebe ich gerne mal etwas weg. Ich hänge nicht mehr so an materiellen unnützen Dingen wie früher.

DAS LETZTE HEMD

Am Ende deines Lebens wird der ganze materielle Kram, den du angesammelt hast, nicht mehr da sein. Es sind die Menschen, die du liebst und die dich lieben, die bleiben. Also beschäftige dich nicht zu sehr mit materiellen Dingen.

Denke daran, dass etwas, was du nicht bekommst,
manchmal eine wunderbare Fügung
des Schicksals sein kann.

Aus Lebensregeln des 14. Dalai Lama Tenzin Gyatso

Auch wenn der Wert „Bescheidenheit" nicht „hipp" ist, sollten wir unsere Haltung diesbezüglich prüfen. Wir leben in einer Zeit, in der, zumindest in unserer westlichen Welt, alles im Überfluss vorhanden ist. Wir können beliebig viel essen, spülen sogar mit Trinkwasser unsere Toiletten, haben ein Dach über dem Kopf …
Ich für meinen Teil spende immer wieder einmal jemandem etwas, um „mein Gewissen zu beruhigen", denn wir alle wissen, es gibt viele Menschen, denen es materiell sehr viel schlechter geht. Um unser Gewissen zu beruhigen, spenden wir hie und da etwas für wohltätige Zwecke. Doch: Lindert es irgendwo in der Welt

eine Hungersnot, wenn ich weniger esse? Nein, denn die Ware wäre doch längst verdorben, bis sie in einem armen Land ankommt. Trotzdem würde uns allen ein wenig Zufriedenheit, Bescheidenheit, Demut und Dankbarkeit für das, was wir haben, gut stehen.
Vielleicht können wir auch mal was weggeben, was wir nicht unbedingt brauchen, was abgegeben, was jemand anders dringender benötigt, so wie Frederik. Das hat mich schwer beeindruckt.

> Prüfe doch, ob du nicht auch etwas weggeben kannst.
> Im Übrigen ist das eine wunderbare Übung, um das Loslassen zu lernen.

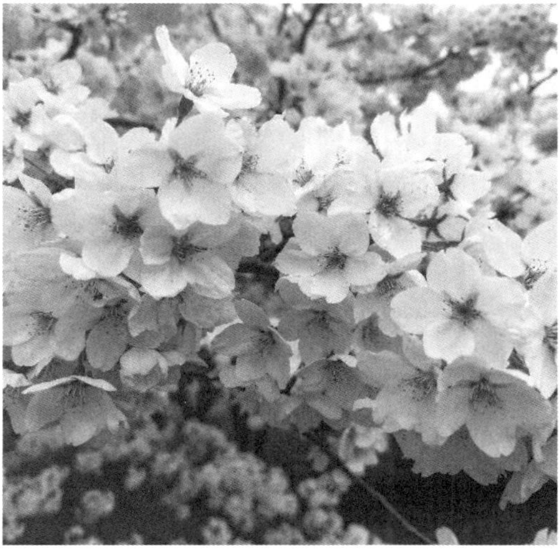

6. Schieb dein Leben nicht auf!

Ich habe immer alles aufgeschoben

„Schieb dein Leben nicht auf!“, so der 61jährige Michael, der vor einem knappen Jahr in Rente ging und kurz darauf bei einer Routineuntersuchung eine schwere Diagnose mit sehr schlechter Prognose bekam. „Schau, ich habe immer alles aufgeschoben und immer gesagt, wenn ich dann mal in Rente bin … – Und nun?“

Viele Menschen kennen dieses Problem:

Als Kinder denken wir:

„Wenn ich mal groß bin, dann …“

Als Jugendlicher denken wir:

„Wenn ich erst mal 18 bin, dann …!“

Als junger Mensch denken wir dann:

„Wenn ich meine Ausbildung fertig habe, …“

Als junger Erwachsener denken wir vielleicht:

„Wenn ich verheiratet bin …“ oder

„Wenn ich das Haus abbezahlt habe, dann …“

Als junge Eltern denken wir:

„Wenn die Kinder aus dem Gröbsten raus sind, dann …“

Als Erwachsener mitten im Berufsleben denken wir:

„Wenn ich mal in Rente bin, dann ...!“

Als Rentner denken wir dann:

„Hätte ich bloß mehr …“

Kennst du das auch von dir? Doch die Zeit vergeht schneller, als man denkt. Es gäbe immer ein „Wenn“ und ein „Dann“. Ziele sind wichtig, aber noch wichtiger ist es, den Weg dorthin zu leben, egal in welcher Lebensphase, damit du später im Rückblick nicht irgendwann feststellst, es ist zu spät und sagst: „Ach hätte ich doch …“

Wir haben jeden Tag, jeden Moment die neue Chance, Dinge anders zu machen und neue Wege einzuschlagen. Jeder von uns. Wenn mich der Tod eines lehrt, dann nämlich das Leben.

Verschwendest du dein Leben? Schiebst du es auf? Dann ist dieses Buch hier ein guter Weckruf: Schieb nicht alles auf die lange Bank; deinen Jobwechsel, den Nachwuchs, eine Reise auf eine Insel, die Alpenüberquerung oder mal ein Buch zu schreiben …

Der Zug ist früher oder später abgefahren, aber nicht irgendwann, sondern vielleicht schon morgen. Ich denke dann immer an Michaels Worte, seine Lebenszeit kehrt nie wieder zurück! Er wird sterben und hat alles auf seine Rentenzeit verschoben. Leider kam genau dann der Krebs und raffte ihn dahin.

Gib jedem Tag die Chance,
der schönste deines Lebens zu werden.

Mark Twain

Ich habe nie auf mich geachtet – jetzt ist es zu spät

Brigitte erzählte mir, sie sei gerade 68 geworden, geistig topfit, aber körperlich durch mehrere Chemos sehr geschwächt. Vieles, was sie früher gerne getan hat, geht nun nicht mehr. Sie muss nicht mehr arbeiten. Seit zwei Jahren bekommt sie eine einigermaßen ordentliche Rente, sie muss nun auch nicht mehr putzen, keine Kinder oder Schwiegereltern versorgen. Ihr Mann ist vor einem knappen Jahr verstorben und da sitzt sie nun alleine vor ihrem Fernseher. So hat sie sich das eigentlich nicht vorgestellt, sagt sie: „Erst habe ich 50 Jahre geputzt, trotz zweier Kinder, einem Haushalt, einem Mann." Kaum waren die Kinder aus dem Haus, musste sie die Schwiegereltern pflegen. Es war völlig klar, dass das ihr Job ist, sie wäre gar nicht auf eine andere Idee gekommen, auch wurde es so von allen um sie herum erwartet. „Und jetzt, jetzt wo ich die ‚goldenen Jahre' genießen könnte, bin ich selbst krank und weiß, dass ich nicht mehr lange Zeit habe." Sie weint und sagt weiter: „Jetzt ist eigentlich die Zeit, auf die ich mein ganzes Leben lang hingearbeitet habe. 50 Jahre bin ich trotz Haushalt und Kindern jeden Tag brav putzen gegangen, ganz im Sinne der schwäbischen Mentalität ‚Schaffe, schaffe Häusle baue …'" Gegönnt hat sie sich selbst nie viel, sie dachte immer erst an ihre Kinder, an ihren Mann und an ihre zu pflegenden Schwiegereltern. Das Geld musste immer gut beisammengehalten werden, damit sie sich später mit ihrem Mann einen schönen Lebensabend gönnen könne. Doch ihr Mann ist nun verstorben und ihr selbst bleibt auch nicht mehr allzu viel Zeit. Am allermeisten ärgert sie sich über sich selbst, weil sie sich Jahrzehnte lang um alle anderen gekümmert und nie auf sich geschaut hat. „Ich habe nie auf meine Bedürfnisse geachtet und so die besten Jahre meines Lebens verschwendet. Jetzt ist es zu spät", sagt sie, die Augen randvoll mit Tränen gefüllt.

Unser aller Lebenszeit ist begrenzt, also:
Du wolltest immer schon mal nach Australien?
Tue es jetzt oder spare dafür!
Du wolltest immer schon mal Gitarre lernen?
Beginne heute hier und jetzt! Denk dabei an Brigitte und schiebe dein Leben nicht auf!

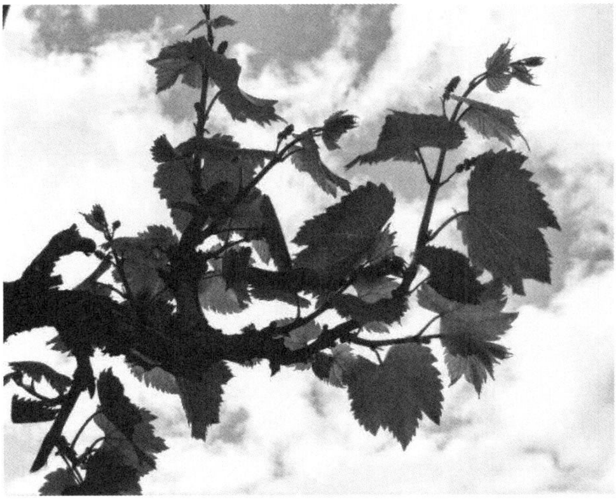

7. Lass dich nicht verbiegen!

Ich lebte all deren, aber nicht mein Leben

„Lass dich nicht verbiegen, geh deinen Weg!“, so Bernd. Diese unglaubliche Begegnung hat mich bis heute prägt.

„Immer habe ich so gelebt, wie andere es wollten, so, wie es von mir gefordert wurde. Ich hab angezogen, was die Mitschüler wünschten und was die damalige Mode ansagte, ich hab einen Beruf gewählt, den die Eltern von mir erwarteten, ich hab alles, nur nicht das, was ich wollte und was ich mir insgeheim wünschte, gemacht. Eh ich mich versah, lebte ich deren, nicht mein Leben. Und ich kam aus dieser Schiene nicht mehr heraus. Mach du das anders“, sagte er zu mir, „lebe du dein Leben, so wie du es willst!“

Ein erfülltes, glückliches und erfolgreiches Leben können wir vor allem dann leben, wenn wir unsere Ziele auf unserem Weg selbst bestimmen. Wer sich von außen seine Ziele diktieren lässt, sich ständig für andere verbiegt, der ignoriert dabei etwas sehr wichtiges, nämlich Selbstbestimmtheit. Denn was für andere gut und richtig ist, muss noch lange nicht ebenso geeignet für dich und dein Leben sein. Prüfe also, ob du dich auf deinem eigenen Weg befindest oder ob du den Lebensweg anderer Menschen beschreitest!

Frage dich einfach mal:

- Lebe ich mein Leben so, wie ich es mir immer vorgestellt habe?
- Welche Ziele habe ich?
- Was hindert mich, meine Träume und Ideen zu verfolgen?
- Habe ich den Beruf erlernt, den ich lernen wollte?
- Fühle ich mich zu irgendetwas anderem berufen?

Menschen, die immer daran denken,
was andere von ihnen halten,
wären sehr überrascht,
wenn sie wüssten,
wie wenig die anderen über sie nachdenken.

Bertrand Russell

Nach der Pfeife anderer tanzen

„Scheiß drauf, was andere sagen!“, sagte eine junge, aber längst volljährige Frau, Karin, die ich in ihrem Zuhause besuchte. Sie lebte auf Grund ihrer Erkrankung wieder bei ihren Eltern. Ich betrat ihr Zimmer und sie begrüßte mich gleich sehr aufgebracht: „Scheiß drauf, was andere sagen! Andere sollen dich nehmen, so wie du bist, oder eben nicht. Sei du selbst. Verbieg dich nicht. Sprich aus, was du denkst!“ Auf Nachfrage, was sie so aufgebracht habe, erzählte sie mir unter Tränen, dass sie es so satt habe, immer nach der Pfeife anderer zu tanzen. Erst habe sie gelernt, was ihre Eltern für sie

für gut hielten, dann hat sie in ihrer Beziehung immer das gemacht, was der Partner wollte, und jetzt, wo sie krank ist, soll sie nun auch noch genau die Therapien machen, die ihre Eltern sich wünschen und der Arzt für richtig hält. Aber jetzt sei Schluss, jetzt möchte sie wenigstens für die letzte ihr verbleibende Zeit ihre eigenen Entscheidungen treffen. Wow, mir war klar, dass dies keine einfache Begleitung werden würde. Auf der einen Seite sind die Eltern, die sich das Beste für ihre Tochter wünschen, die Tochter, die sich fremdbestimmt fühlt, steht auf der anderen Seite. Wir konnten gemeinsam in vielen Gesprächen mit vielen Tränen, aber auch gemeinsamem Lachen Lösungen finden.
Die Botschaft, die ich von Karin für mich und mein Leben mitnahm, war: Versuche nicht, es allen recht machen zu wollen. Die meisten Menschen machen sich ständig Gedanken darüber, was andere über sie denken. Befreie dich davon!
Es allen recht machen zu wollen, das kann nur in die Hose gehen, hör auf dein Herz!

Franz Josef Strauß, ein ehemaliger bayrischer Ministerpräsident, sagte einmal sehr passend: „Everybody's darling is everybody's Depp."
„Jedermanns Liebling", so erkannte frühzeitig Franz Josef Strauß, kann keiner sein, es sei denn, er wolle sein Leben als „everybody's Depp" führen.
Es anderen immer recht zu machen, kostet sehr viel Energie. Außerdem wird es immer Menschen um uns

herum geben, die positiv oder negativ von uns denken. Das hat aber häufig viel mehr mit diesen Menschen selbst, als mit uns selbst zu tun; eine wichtige Erkenntnis, über die es sich lohnt, nachzudenken. Lass also nicht zu, dass die Meinungen anderer dir vorschreiben, was du tun sollst oder wie du dein Leben leben sollst.

Was andere sagen, denken oder tun würden
Gerd sagt: „Ich habe mich viel zu viel darum gekümmert, was andere Menschen denken, sagen oder tun würden. Damit hab ich ständig mich und meinen Weg begrenzt. Ich habe viele Dinge nicht getan, weil ich glaubte, die Erlaubnis oder Anerkennung von meinen Eltern, meinen Freunden, meinen Brüdern oder auch meiner Frau zu brauchen. Dabei ist das doch alles Quatsch. Heute weiß ich das, doch nun kommt die Erkenntnis etwas zu spät, mir bleibt nicht mehr viel Zeit." Da kam der Bestatter ins Zimmer und Gerd sagte: „Meine Frau fehlt noch ..." Dann schaut er zu mir rüber und sagt: „Ach, weißt du was, diese Entscheidungen treffe ich nun ganz alleine, ich. Es ist schließlich meine Beerdigung!" Er lächelt und winkt mir zu und ich habe das Gefühl, dass es unser letztes Treffen sein wird. So war es dann auch, er starb in der darauffolgenden Nacht.

Keine Zeit mehr für den Lebenstraum
Sepp, einen liebevollen fünffachen Familienvater, kurz vor der Berentung, lerne ich gerade kennen, als er seine

lebenslimitierende Diagnose Akute Myeloische Leukämie, kurz AML, mit schlechter Prognose erhielt. Da saß er wie versteinert und sagte: „Aus ist der Traum, mit dem Wohnmobil durch die Weltgeschichte zu reisen!“
Er erzählt mir, wie er und seine Frau alles dafür getan haben, damit die fünf Kinder groß werden und alle ihre Träume verwirklichen können, aber dabei haben sie ihre eigenen Träume und ihren Lebenstraum auf der Strecke gelassen. Er schaut mich eindringlich an und fragt mich: „Hast du deinen Lebenstraum schon entdeckt, geplant oder schon gelebt?“ Ich nicke. „Welchen?“, fragt er.
„Ich schreibe, das war einer meiner Träume.“

Das Beispiel von Sepp zeigt mir wieder: Lebe deine Träume mindestens genauso stark, wie du die der anderen unterstützt! Auch Eltern dürfen nicht nur die Träume der Kinder unterstützen, nicht nur an die Kinder/die anderen Menschen, sondern unbedingt auch an sich selbst denken und ihr Leben leben. Sonst ergeht es ihnen irgendwann wie Sepp.
Was lernen wir von Bernd, Karin, Gerd und Sepp?

Lass dich nicht von deinem Lebensweg und deinen Zielen, Wünschen und Sehnsüchten abbringen!

8. Denke positiv!

Behalte dir eine positive Grundeinstellung! Das ist eine wichtige Grundhaltung, welche mich Maria, eine junge Chemo-Patientin, lehrte.

Wenigstens muss ich mich nicht mehr rasieren

„Das einzige, was ich tun kann, ist, positiv zu bleiben. Ich sage mir (auf die angehängte Flüssigkeit/Chemo deutend): ‚Das ist mein „Ich-werde-wieder-gesund-Saft‘, auch wenn ich weiß, dass mir die Haare davon ausfallen und ich mich ständig übergeben werden muss. Aus diesen Gründen nannte ich dieses Zeugs, die Chemo, anfangs Teufelszeug oder Gift. Jetzt nenne ich es aber meinen „Ich-werde-wieder-gesund-Saft“, Lebenssaft, Energiesaft, denn nur wenn ich positiv bin, wird es mir helfen, mich gesund zu machen. Und was anderes bleibt mir sowieso nicht übrig.“ Nach einer kurzen Pause sagt sie: „Und ein Positives hat es, dass mir die Haare ausgehen: Zumindest muss ich mir die Beine nicht mehr rasieren. Hat ja auch was, oder? Was hat mich das immer genervt ...“ Wir lachen beide.

Bewundernswert ist, wie positiv sie in dieser schweren Zeit war. Ein richtiges Vorbild für mich, auch immer in wesentlich geringeren Situationen positiv zu bleiben, den Blick gezielt auf das Positive zu richten.

Ich weiß noch, wie ich mir an diesem Tag im Bad auf meinen Spiegel schrieb:

Gewinne ALLEM auch etwas POSITIVES ab!

Gehörst du zu den Menschen, die immer nur das Negative sehen?
Wie war das noch mit dem halb vollen oder halb leeren Glas?
Optimistisch zu sein und positiv zu denken, das fällt den meisten Menschen immer schwerer. Stattdessen kreisen die Gedanken nur noch um Sorgen, Probleme, Schwierigkeiten, Gefahren ... Wer in einem solch negativen Denken steckt, kann gar nicht glücklich sein, weil er immer nur das Schlechte sieht. Auf Dauer sieht man dann nur noch das Negative, weil eine sogenannte „selektive Wahrnehmung“ entsteht. Dreh den Spieß also um, entscheide dich bewusst dafür, deinen Blick auf das Positive zu richten. Betrachte die schönen Seiten, die guten Nachrichten, alles Positive, was dich umgibt. Das wirkt sich auch spürbar auf deine Zufriedenheit und Emotionen aus. **Entscheide dich dafür, positiv zu sein, denn es ist (d)eine Entscheidung!**

Ich schaffe das ganz bestimmt

„Verzweifeln war nie eine Option“, so Markus, 56. „Ich wusste, ich darf an meinem Schicksal nicht verzweifeln, denn das wäre der Anfang vom Ende gewesen. Ich sagte mir, nur ich habe es in der Hand, wie ich mit den Dingen, die geschehen, umgehe, und das kann nur positiv sein, wenn ich es überleben wollte. Ich bekam die Diagnose Lungenkrebs, die Ärzte gaben mir noch sechs Monate zu leben. Doch ich überstand Operationen, Chemotherapie und Bestrahlung. Aber das

war noch nicht alles, denn dann kam die Diagnose Rezidiv[3]*, dann Metastasen. Ich blieb auch nach dem ersten Schockmoment noch positiv, denn nur so, davon bin ich überzeugt, habe ich überlebt. Eine Vogel-Strauß-Taktik hätte mich niedergestreckt, ganz gewiss. Ich sagte mir immer wieder wie ein Mantra: ‚Ich schaffe das ganz bestimmt, ich werde gesund und lebe weiter ein wunderbares Leben!‘ Und ich habe es geschafft, schau mich an!“*

Achte auf deine Gedanken,
denn sie werden Worte.
Achte auf deine Worte,
denn sie werden Handlungen.
Achte auf deine Handlungen,
denn sie werden Gewohnheiten.
Achte auf deine Gewohnheiten,
denn sie werden dein Charakter.
Achte auf deinen Charakter,
denn er wird dein Schicksal.

Nach Talmud[4]*, deutsch von Herausgeber aktualisiert*

---

[3] Ein Rezidiv ist das Wiederauftreten, sozusagen ein „Rückfall“ einer Krankheit oder bestimmter Symptome.

[4] Talmud: mündliche Lehre der Gesetze und religiösen Überlieferungen des Judentums nach der Babylonischen Gefangenschaft

Auch wenn nicht alles immer nur positiv verläuft und dir wieder einmal ein Stein oder gar Fels den Weg versperrt, denke an das nachfolgende Zitat, denn:

Auch aus Steinen,
die einem in den Weg gelegt werden,
kann man Schönes bauen.

Johann Wolfgang von Goethe

Eine schöne Achtsamkeitsübung ist die, täglich ein positives Erlebnis aufzuschreiben. Probiere es aus! Täglich werden wir durch unsere Medien mit allerlei Nachrichten überhäuft, sei es von Kriegen, Morden, Vergewaltigungen, Korruptionen und so weiter. Wie können wir da positiv bleiben? Führe eine Art „Positives Tagebuch", in welches du jeden Tag 3 positive Erlebnisse schreibst und so deinen Blick bewusst auf die positiven Dinge lenkst. Sei es eine nette, hilfsbereite Person in der S-Bahn getroffen oder ein Lächeln erwidert bekommen zu haben. Diese positiven Erlebnisse aufzuschreiben, wirkt sich positiv auf deine Gedanken und deine Haltung aus. Dadurch blicken wir optimistischer auf die Zukunft und steigern das eigene Selbstwertgefühl.

Ich könnte auch tot sein!

Susanne findet, „man sollte immer das Beste aus allem machen." Diese positive Einstellung behielt sie trotz ihrer Brustkrebsdiagnose.

„Nachdem ich die Diagnose erhielt, folgten zahlreiche Untersuchungen, eine Operation, bei der nicht nur ein Teil der Brust, sondern auch befallene Lymphknoten entfernt wurden. Ich blieb auch dann noch positiv, als ich nach der Chemotherapie Lymphödeme[5] bekam und daraufhin dauerhaft einen für jeden sichtbaren Kompressionsärmel tragen musste. Logisch, denn was ist schon so ein Ärmel, ich könnte auch tot sein!"

Gehen wir voller Pessimismus an eine Sache heran, werden wir gar nichts erreichen.

Dalai Lama

Nicht nur Krebs, nein, dann auch gleich noch Hodenkrebs!

„Für mich war klar, dass ich wieder gesund werde!", so der heute 44jährige Daniel. Er stand mitten im Leben, als er die Diagnose Hodenkrebs bekam. „Das war ein Schock", erzählt er mir. „Nicht nur Krebs, nein, dann auch gleich noch Hodenkrebs, ausgerechnet an meiner empfindlichsten Stelle. Na ja, so geht es wohl Frauen mit Brustkrebs, hm? Aber mein Optimismus und der Glauben daran, dass ich gesund werde und alles wieder gut wird, haben mich durch die Krankheit und Therapie hindurch getragen, und heute gelte ich als ‚geheilt'.

---

[5] Von einem Lymphödem spricht man, wenn sich Lymphflüssigkeit staut. Es ist eine sicht- und tastbare Flüssigkeitsansammlung, z.B. an Armen und Beinen.

Auch wenn es zahlreiche Berichte zu Rezidiven sowie Metastasen in der Lunge gibt, ich richte meinen Blick auf das ‚geheilt' – ganz bewusst. Wenn irgendwann was anderes sein sollte, dann werde ich auch optimistisch reagieren."

Bemerkenswert ist dieser junge Mann, finde ich. Inzwischen ist Daniel gestorben, doch bis zuletzt war er unglaublich positiv, gab sogar allen Menschen um ihn herum Kraft und ein wenig Optimismus ab – nicht zuletzt mir.

Unser Leben ist das Produkt unserer Gedanken.

Marcus Aurelius

Mit negativen Gedanken komme ich nicht weiter

Benny berichtet: „Ich war früher sehr pessimistisch, warum, das weiß ich gar nicht so genau. Doch das hat sich schnell geändert, als ich die Diagnose ALS[6] *erhielt. Ich weiß noch genau, wie der Arzt vor mir saß, bedröppelt, um Worte ringend. Da wurde einfach klar, dass ich mit meinem Pessimismus so nicht weiterkomme. Denn*

---

[6] Die amyotrophe Lateralsklerose (ALS) ist eine nicht heilbare degenerative Erkrankung. Zu Beginn der ALS nehmen Patienten überwiegend Muskelschwäche (Parese), Muskelschwund (Atrophie) sowie Muskelsteifigkeit (Spastik) als auch eine Sprach- und/oder Schluckstörungen wahr. Später kommt es auch zu einer Schwäche der Atemmuskulatur und hierdurch zu einer Minderbelüftung der Lungen.

dann könnte ich mich ja gleich in einen Sarg legen und begraben lassen. Schlagartig wandelte sich meine negative Lebenseinstellung in eine positive. Heute weiß ich, dass ich eine möglichst lange stabile gesunde Phase nur mit positiven Gedanken erreichen werde."

Also: Mache es wie Maria, Markus, Susanne, Daniel und Benny: Bleibe und denke positiv!!!

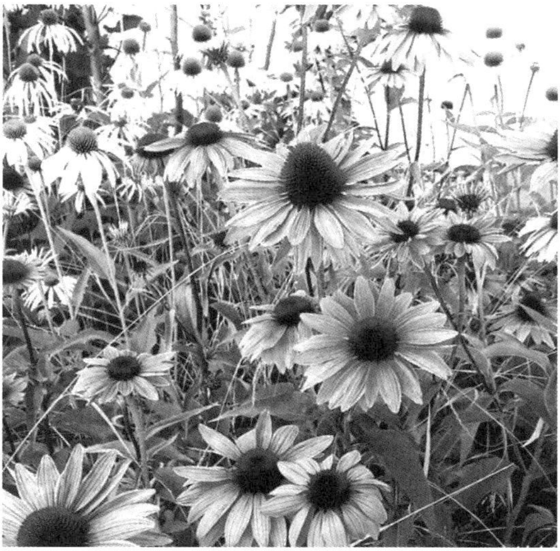

9. Entwickle Dankbarkeit!

Da wird es hell
in einem Menschenleben,
wo man für das Kleinste loben
und danken lernt.

Friedrich von Bodelschwingh

Wann warst du zuletzt dankbar?
Wem gegenüber?
Wofür?
Wie fühlte es sich an?
War diese Dankbarkeit eher situativ
oder eine Grundhaltung deines Lebens?

Das Wort DANKE geht uns im Alltag oft über die Lippen, schließlich gehört das zu einer gewissen Höflichkeit und zum Umgangston. Wir sagen von klein auf immer schön Bitte und Danke, wenn wir etwas geben oder empfangen. Wenn ich jedoch ganz bewusst sage: „Ich bin dankbar", dann bringt das eine Lebenseinstellung, eine Grundhaltung zum Ausdruck. Wie oft regen wir uns über den kilometerlangen Stau, das Verkehrschaos, die viel zu kurze Nacht, den schlechten Schlaf, die furchtbare Frisur, unsere Cellulite am Po, den dicken Bauch ... auf. Immer wieder ist es erstaunlich, mit welchen Nebensächlichkeiten, mit welchen Äußerlichkeiten und wie viel Unwesentlichem wir uns den ganzen Tag beschäftigen, anstatt uns in Dankbarkeit zu üben. Vor allem beeinflussen wir uns durch diese negativen Gedanken nur immer wieder selbst.

Jetzt, wo ich dem Tod ins Auge blicke

Georg, ein junger Sportler, den ich in einer Klinik aufsuche, um ihn zum Thema Patientenverfügung zu beraten, fragt mich, ob ich mit ihm in die Cafeteria gehen würde. Er wäre so froh, mal hier rauszukommen und einen Cappuccino zu trinken. Kaum angekommen, unterhalten sich am Tisch neben uns einige junge Mädels darüber, wie hart es ist, sich für Sport aufzuraffen, den inneren Schweinehund zu überwinden …

Georg sitzt in seinem Rollstuhl neben mir, schaut mich an und sagt: „So war ich auch, ich meckerte und meckerte über dieses und jenes, über die S-Bahn, die nicht kommt, über meine viel zu schlechte Trainingszeit, über das Wetter, über einfach alles … Jetzt, wo ich dem Tod ins Auge blicke, bin ich für jede noch so kleine Kleinigkeit dankbar. Ich bin dankbar für jeden Tag, an dem ich aufstehen kann und nicht im Bett verbleiben muss, ich bin dankbar, mit dir hier im Rollstuhl aus der Station gekommen zu sein …“

Es war eine wirklich irre Situation, die ich da erlebte, zwei Welten, zwischen denen ich da in dem Moment saß. Auf der einen Seite der bald sterbende Georg, der schon froh und dankbar war, morgens aufzustehen und in seinen Rollstuhl sitzen zu können, auf der anderen

Seite die Mädels, die sich darüber beschwerten, morgens aufstehen müssen.
Nach dem Besuch bei Georg entstanden nachfolgende Zeilen:

An alle gesunden Menschen:

Seid dankbar, dass ihr gesund seid.
Seid dankbar, dass ihr täglich aufstehen dürft.
Seid dankbar, dass ihr ein Dach über dem Kopf habt.
Seid dankbar, dass die Sonne scheint.
Seid dankbar, dass ihr einen Job habt.
Seid dankbar, dass ihr laufen könnt.
Seid dankbar, dass ihr atmen könnt.
Seid dankbar für jeden schmerzfreien Tag.
Seid dankbar, ...

Schreibe die Liste weiter, ja mehr noch, führe ein DANKBARKEITstagebuch, in welchem du jeden Tag drei Dinge, für die du dankbar bist, niederschreibst.

Ich bin dankbar für ...

So entwickelst du mehr und mehr Dankbarkeit. Versuche es! Du wirst erstaunt sein, was es mit dir und einem Leben macht.

Wenn ihr euch wegen bedeutungsloser Dinge beklagt, dann denkt an Georg und seid dankbar, dass ihr nur ein kleines Problem habt.

Noch zwei wunderbare Beispiele zur Dankbarkeit:

Einmalig hier auf der Palliativstation
„Hier zu sein, das ist das Beste, was ich bis jetzt erlebt habe", sagt Waltraud und meint die Palliativstation, auf der sie nun ein Einzelzimmer bewohnen darf. „Das ist einmalig, diese achtsame mit-menschliche Betreuung, diese Menschen, die hier arbeiten. – Sowas ist mir mein ganzes Leben nicht untergekommen."

Häufig wird mir in meinem Beruf viel Dankbarkeit entgegengebracht, manchmal bin ich fast beschämt dabei, weil es mir ja selbst so viel gibt und mich immer wieder beseelt, wie viel Frieden, Liebe, Harmonie und Dankbarkeit mir da am Lebensende begegnet – nicht zu vergessen diese vielen weisen Begegnungen, die mich für mein Leben prägen.

Ich bin noch am Leben!
Annette sagt beim Hausbesuch strahlend zu mir: *„Wenn das kein Glück ist: Ich bin aufgewacht, habe meine Augen geöffnet und tief eingeatmet. Ich bin am Leben! Ich bin glücklich, noch am Leben zu sein, denn schließlich sollte ich laut meinem Arzt seit drei Jahren schon unter der Erde sein. Ich bin zwar nicht gesund, aber ich lebe, ich werde geliebt und das macht mich so unheimlich zufrieden und dankbar. Was will ich mehr? Ich bin so dankbar für diese geschenkten drei Jahre, für jeden Atemzug und jeden Augenblick mit meinen*

Kindern, meinem Mann, meinen lieben Eltern und Freunden."

Frage dich doch einmal selbst: Wofür in deinem Leben bist du dankbar?
Diese Frage: „Wofür in deinem Leben bist du dankbar?" stelle ich vor allem vielen sterbenden Hochbetagten und was sie mir erzählen, beeindruckt mich meist zutiefst.
Ich erinnere mich an eine alte Frau, die so dankbar war, als sie nach vier Mädchen endlich einen Sohn zur Welt brachte, weil ihr Mann sich nichts sehnlicher wünschte als einen „Stammhalter"! Eine andere Frau war so dankbar, dass ihr Mann lebend aus dem Krieg zurückkam, während die Männer ihrer Schwestern im Krieg gefallen waren.
Wofür könntest du Dankbarkeit entwickeln? Führe die Liste fort oder gestalte eine eigene Dankbarkeitsliste!

Für dankbare Menschen
macht das Glück gerne
Überstunden.

Ernst Ferstl

Ist Dankbarkeit eine Tugend? Vielleicht ist es eher eine Fähigkeit, mit der wir den Ereignissen und Begebenheiten unseres Lebens begegnen. Dankbarkeit ist bei diesem Zitat der Schlüssel zum Glück.
UND: Denke immer an den Spruch von Ernst Ferstl!

10. Lerne & übe loszulassen!

Loslassen zu können von Menschen und Dingen, das ist für viele Menschen schwierig. Dabei erleben wir so viele Abschiede und Verluste im Laufe unseres Lebens. Wenn wir an Freundschaften denken, ist uns klar, nicht alle unsere Freundschaften tun uns gut. In manchen Fällen geht es uns mit ihnen gar schlechter. Trotzdem fällt es uns unendlich schwer, uns zu verabschieden und loszulassen. Doch sollten wir nicht lernen zu unterscheiden, was wir besser loslassen und was wir besser festhalten? Ich halte beispielsweise nur noch an Freunden fest, die es mir wert sind, die mich weiterwachsen und reifen lassen, statt mich kleiner zu machen, als ich bin. Eltern kennen diesen Schmerz recht gut, manchmal müssen wir einen geliebten Menschen freilassen, damit er wachsen, reifen und sich weiter entwickeln kann.

Ich weiß, dass meine Tage gezählt sind!

Margarete trägt ein rosa Nachthemd. Ein Portkatheter[7] mündet in die Vene unter ihrem weit hervorstehenden Schlüsselbein. Sie besteht nur noch aus Haut und

---

[7] Ein Portkatheter, kurz „Port“, ist ein dauerhafter Zugang von außen in eine Vene. Er soll Krebspatient*innen, insbesondere bei der Chemotherapie, bei der Schmerzmittelgabe oder bei Infusionen, helfen, denn mittels diesem muss nicht jedes Mal wieder eine Vene angestochen werden. Dies wäre schmerzhaft, außerdem steigt mit jeder Wunde das Risiko für Entzündungen. Ein Port soll diese Probleme verhindern. Er wird in einer kleinen Operation unter der Haut eingepflanzt.

Knochen. „Ich habe Bauchspeicheldrüsenkrebs“, sagt Margarete mit leiser zittriger und angestrengter Stimme. „Ich weiß, dass meine Tage gezählt sind. Ich bin jetzt 82. Ich habe ein gutes Leben gehabt. Ich weiß, was auf mich zukommt. Ich habe keine Angst. Ich kann mein Leben nun loslassen, es ist ok, es war ein gutes Leben, ich habe alles so gut wie möglich gemeistert, jetzt kann ich loslassen und gehen. Auch meine Familie kann ich nun gut loslassen.“ Auf das Familienfoto neben dem Pflegebett deutend, sagt sie: „Ich glaube, sie haben es damit viel schwerer.“

Auch Werner kennt diesen Schmerz als nächster Angehöriger und berichtet, dass die Mutter erst gehen und loslassen konnte, als sie selbst diese loslassen haben können und ihr sagten: Du darfst gehen, Mama! Du hast genug gekämpft, lass los!“

Die größte Herausforderung war das Loslassen

„Erst als wir loslassen konnten, konnte sich auch meine Mutter befreien und das letzte Stück ihres Weges alleine gehen“, so Werner. Sie hatte Glück, konnte zum Sterben aus der Palliativklinik nach Hause entlassen werden. Vater und Sohn hatten das Wohnzimmer umfunktioniert. Dort stand in der Mitte nun ein Pflegebett, daneben ein Tischchen mit Medikamentenschachteln, Dosetten, Plänen ... Sie hatten gelernt, Infusionen und Schmerzmittel zu geben sowie ihren nach einer Not-OP

gelegten künstlichen Darmausgang „Stoma“[8] zu versorgen. Ein Pflegedienst unterstützt sie dabei und zum Ende hin auch das Palliativteam[9].
Die meisten Sterbenden wünschen sich nichts sehnlicher, als ihre letzten Tage in vertrauter Umgebung zu verbringen.
So kümmerten sie sich aufopferungsvoll um die Mutter. Trotzdem war nicht die Versorgung das Schwierigste, sondern vielmehr das Loslassen der über alles geliebten Mutti.

Falls es in deinem Leben etwas gibt, was du derzeit machst, von dem du aber nicht so richtig überzeugt bist, etwas, das dir nicht gut tut oder auch einfach nur deine Zeit und Energie frisst, dann überlege dir, ob es nicht Zeit wird, es loszulassen.

---

[8] Manchmal ist nach einer Operation am Darm ein künstlicher Ausgang notwendig. Das Wort „Stoma“ ist eine künstliche Öffnung oder ein künstlicher Darmausgang über die Bauchdecke.

[9] Spezialisierte Ambulante Palliativ Versorgung, kurz SAPV-Team, steht Patienten in ihrem letzten Lebensabschnitt rund um die Uhr zur Verfügung. Die Spezialisierte ambulante Palliativversorgung wird vom Arzt verordnet; die Krankenkasse übernimmt die Kosten. Das Ziel: Patienten bis zum Tod ein menschenwürdiges Leben in der vertrauten Umgebung zu ermöglichen, ob im Heim oder in den eigenen vier Wänden, auch bei schwierigen Symptomen wie Schmerz und Atemnot ist so eine adäquate Therapie zur Linderung möglich.

Der Tag ist vorbei.
Die sinkende Sonne macht
Mut zum Loslassen.

Ernst Ferstl

Sein Kampf ist nun vorbei

Kurz nach seinem 30. Geburtstag wurde bei Lauritz Magenkrebs diagnostiziert. Seit fünf Jahren kämpft er nun gegen die Erkrankung. Die junge Ehefrau und Mutter, die Augen mit Tränen gefüllt, sagt: „Er hat immer gekämpft, nicht nur für sich, sondern auch für mich und unsere Tochter. Sein Kampf geht aber zu Ende. Wir wollen, dass er in Frieden loslassen und von uns gehen kann. Denn wir, unsere kleine gemeinsame Tochter Laura und ich, lieben ihn so sehr, dass wir ihn gehen lassen müssen. Wir müssen einander loslassen, weil wir uns lieben." Ich spreche ihr meine Bewunderung darüber aus, wie stark sie ist, wie reflektiert, trotz der schweren Zeit in so jungen Jahren. Sie weint bitterlich und beteuert, das sei nicht immer so, aber sie habe nun gelernt, dass sie ihren geliebten Mann loslassen muss, bevor er seinen Frieden machen und ebenfalls loslassen und gehen kann. Sie erzählt, dass ihr Mann sie gestern gebeten habe, ihn „freizugeben". Und auch sie sei „frei", frei, ihr Leben weiter zu leben, hoffentlich irgendwann auch mit einem neuen Mann und Vater für sie und die Tochter an ihrer Seite. „Das war schlimm, aber auch gut, irgendwie beruhigend, ich glaube nun kann er gehen." Er starb wenige Tage später.

Abschied von den eigenen Kräften

Esther sagt: „Die Multiples Sklerose lehrte mich loszulassen! Auch wenn die Diagnose ein großer Schock war, weil es meine heile Welt schlagartig auf den Kopf stellte. Durch die MS erfährt man unweigerlich eigene Grenzen, sei es das belastende Fatigue[10], dann die ständige Erschöpfung, vor allem die Arme und Beine fühlen sich schwer und kraftlos an und die Leistung von Körper und Gehirn nimmt schlichtweg immer weiter ab. Irgendwann fragte ich mich immer häufiger, ob ich am nächsten Tag wohl noch den Arm bewegen kann? Schaffe ich den Gang bis zur Toilette oder knicken meine Beine weg? Bin ich einigermaßen fit, um arbeiten zu können, oder bin ich nach 90 Minuten so erschöpft, dass nichts mehr geht? Leben mit MS bedeutet leben mit ständiger Ungewissheit, einem immer wieder Sich-Verabschieden und Loslassen der eigenen körperlichen Fähigkeiten. Und das ist so schwer." Esther weint. „Das letzte Mal musste ich meine Beine und das Laufen loslassen. Ich musste mich mit dem Rollstuhl als meinem neuen ständigen Begleiter anfreunden. Aber inzwischen habe ich Übung im Loslassen, im Mich-Verabschieden

---

[10] Fatigue ist eine sehr belastende Erschöpfung infolge von Krebs oder anderen chronischen Erkrankungen. Diese Erschöpfung tritt plötzlich auf. Die Erschöpfung ist durch Ausruhen und Schlaf nicht zu beheben. Sie tritt plötzlich und ohne vorangegangene Anstrengung auf. Fatigue betrifft Körper, Seele und Geist.

und darin, solch Verschlechterungen nicht nur hinzunehmen, sondern anzunehmen."

Loslassen heißt auch, Verluste und Abschiede bewusst zu gestalten.

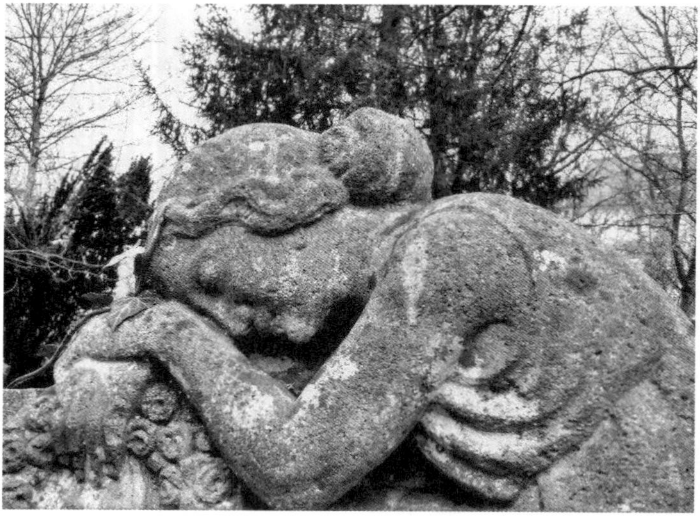

11. Sei ehrlich & aufrichtig!

Aufrichtigkeit ist das beste Mittel
gegen mangelndes Selbstbewusstsein.

Dalai Lama

Wer glücklich sein möchte, sollte authentisch sein. Ehrlich mit sich, mit den anderen Menschen und der Welt zu sein, ist ein wichtiges Gut für inneren Frieden und um im Gleichgewicht zu sein.
Was ist damit gemeint? Vielleicht kennst du die nachfolgenden Situationen auch aus deinem Leben:

- nein zu sagen, wenn man etwas nicht tun will, aber auch anders herum Ja zu sagen, wenn man etwas gut findet, auch wenn andere es nicht befürworten
- zu den eigenen Ecken und Kanten, zu den sogenannten Macken zu stehen können
- zu den eigenen Ansichten, Meinungen und Haltungen zu stehen und diese zu vertreten
- zu zeigen, wie man ist, ohne sich zu verbiegen
- nicht nach der Pfeife der anderen zu tanzen

Alles sind Aspekte, die oft leichter gesagt als getan sind. Wie oft sagen wir Ja, obgleich wir Nein meinen? Wie oft setzen wir uns eine „Maske“ auf, statt authentisch zu sein?

Späte Beichte

Hermann, ein 66jähriger onkologischer Patient erzählte mir, das Wichtigste in seinem Leben sei immer Ehrlichkeit gewesen. Seine Frau, die vor zwei Jahren verstorben ist, und er waren immer ehrlich und aufrichtig zueinander, nur ein Geheimnis hüteten sie bis heute gemeinsam. Jetzt plage es ihn so, dass er nicht glaube, es mit in sein Grab nehmen zu können. Es ist eine Lüge, seinen über alles geliebten Sohn betreffend. Viel Zeit bleibe ihm nicht mehr und er frage sich Tag und Nacht: Soll er in diesem Fall nun auch ehrlich sein? Soll er ihm sagen, dass es noch eine Tochter gibt? Seine Schwester? Er, der er seinen Sohn zu einem aufrichtigen, ehrlichen Mann erzogen hat, ihn für Lügen bestrafte, soll er sich nun so „nackig machen“?

Schließlich fasste er sich ein Herz. Der Sohn war natürlich überrascht, ging aber sofort auf die Suche nach seiner Schwester. Seine verstorbene Mutter schickte dem unehelichen Kind monatlich Unterhalt, doch Kontakt gab es nie.

Auf Grund seiner Ehrlichkeit konnte sich der sterbende Vater in seiner Sterbestunde von beiden Kindern verabschieden.

Gerade Affären und Fehltritte sowie verschwiegene uneheliche Kinder wurden in meinen Gesprächen und Begegnungen immer wieder thematisiert. Kurz vor dem Tod war es vielen Menschen wichtig, diese zu „beichten“, um sich dann endlich frei fühlen zu können.

Alle Klüfte,
die zwischen Menschen entstehen können,
kommen von der Unaufrichtigkeit
zwischen ihnen.

Anton Wildgans
(1881-1932), österreichischer Lyriker und Dramatiker

Die neu dazugewonnene Tochter und Schwester
Die geistig zurückgebliebene junge Frau Gisela lebte mit ihrer Mutter in einem kleinen Dorf. Als die Mutter an Brustkrebs erkrankte und der Tod näherkam, wird ihr bewusst, dass die Tochter Gisela in einem Heim für Menschen mit Behinderung untergebracht werden würde. Um ihre über alles geliebte Tochter davor zu bewahren, lüftete die Mutter an ihrem Sterbebett noch das Geheimnis, wer der Vater von Gisela ist. Es ist Xaver, ihre Jugendliebe. Er solle sich nun um die behinderte Tochter kümmern. Xaver war inzwischen zum zweiten Mal geschieden, gut situiert und bereit, dem Ruf der besorgten Mutter an ihr Sterbebett zu folgen. Gisela und Xaver lernten sich kennen, auch die Kinder aus den anderen beiden Ehen kamen hinzu und kümmerten sich rührend um die neu dazugewonnen beeinträchtigte (Halb)Schwester.

Wahrheit ist die einzig echte Grundlage
für Demokratie und Freiheit.

Dalai Lama

Sei ehrlich mit dir

„Vor allem, sei ehrlich gegenüber dir selbst“, sagt Genoveva zu mir. Sie habe sich jahrelang selbst was vorgemacht, seit der Diagnose lebe sie jedoch authentisch. Sie ist ehrlich mit sich selbst, denn nur so kommt man an den Kern seines Wesens und zum Wesentlichen im Leben. „Ehrlich mit mir selbst zu sein, hat auch ganz viel mit Selbstannahme zu tun. Ich traue mich nun, mich so anzunehmen, wie ich bin, mich mit all meinen Stärken und Schwächen zu akzeptieren. Das gestand ich mir vor dem Krebs nicht zu.“

Die Mitteilungsmöglichkeit des Menschen
ist gewaltig. Doch das meiste, was er sagt,
ist hohl und falsch.
Die Sprache der Tiere ist begrenzt,
aber was sie damit zum Ausdruck bringen,
ist wichtig und nützlich.
Jede kleine Ehrlichkeit ist besser
als eine große Lüge.

Leonardo da Vinci

Offen, ehrlich & authentisch

„Ich bin schon immer recht authentisch und direkt gewesen“, erzählt Joachim. „Jetzt rede ich aber noch viel weniger drum herum, sondern komme schneller und direkt auf den Punkt. Ich habe das Gefühl, ich halte einfach kein „Gesäusel um den heißen Brei herum“ mehr aus. Meine Umgebung scheint das so zu akzeptieren,

im Sinne von: ‚Der ist krank, dem darf man das nicht so übel nehmen!‘ Das ist irgendwie ganz praktisch, oder?“

Ehrlichkeit entlastet und schafft in uns Frieden und Ruhe, ein Grundbedürfnis eines jeden Menschen.

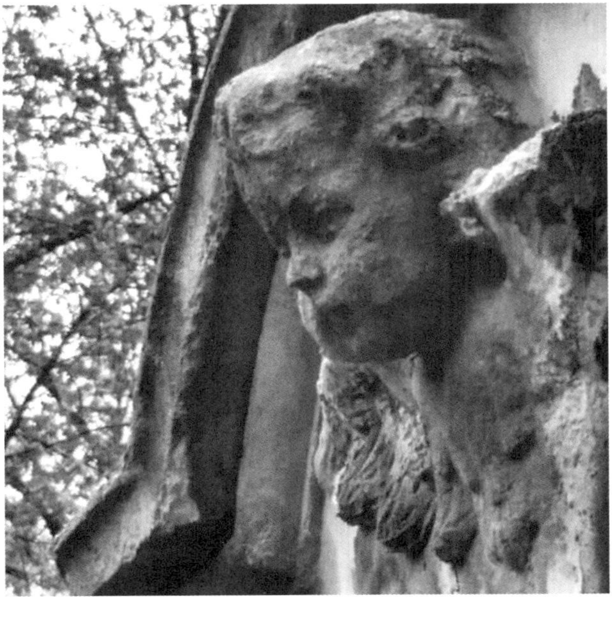

12. Sorge vor!

Vorsorge ist ein wichtiges Thema in mehrfacher Hinsicht. Treffe Vorsorge und regle deine Dinge beispielsweise durch Vollmacht und Patientenverfügung, denn nur so ist ein autonomes Leben bis zuletzt möglich.
... und im gesundheitlichen Sinne sollte jeder ab einem gewissen Alter regelmäßig zur Vorsorge gehen.
In der Fachliteratur wird immer wieder von den vier Dimensionen des Sterbens, auch vier Wünschen genannt, berichtet. Dabei wird neben den drei Wünschen, der sozialen Dimension: *„Ich möchte nicht alleine sterben“*, der körperlichen Dimension: *„Ich möchte ohne Schmerzen sterben“* und der spirituellen Dimension: *„Was ist der Sinn des Lebens?“*, vor allem immer wieder die psychische Dimension genannt. Damit ist der Wunsch beschrieben: *„Ich möchte Dinge noch zu Ende bringen dürfen.“* Es drückt den Wunsch aus, genügend Zeit zu haben, um „letzte Dinge“ zu regeln und Beziehungen zu klären, um in Frieden von der Welt und unseren Lieben loslassen zu können und losgelassen zu werden.
Im finalen Sterben wird so mancher mit den unerledigten Dingen seines Lebens konfrontiert. Deswegen versuchen Sterbende, mit sich ins Reine zu kommen oder sie sehnen sich noch in den letzten Tagen nach Aussöhnung. So mancher kann nicht eher sterben, bis ein verstoßener Sohn, Bruder, Schwester oder Freund ans Sterbebett geholt wird. Je mehr Unerledigtes vorhanden

ist, desto schwieriger gestaltet sich der Sterbeprozess, so meine Erfahrung.

Entscheider über Leben und Tod

Ich werde zu einem Hausbesuch gebeten, um eine Familie mit einer 81jährigen bettlägerigen Parkinson-Patientin zu beraten. Dort finde ich einen maximal belasteten Sohn vor, der mich fragt, wie ich die Situation einschätze. Ich war beim Anblick der wunderbar gepflegten Mutter sehr betroffen. Sie sah gut gepflegt aus, in einem liebevollen Haushalt, in einem Zimmer, dass mehr wie eine Intensiv-Pflegestation aussah als ein normales Wohn- oder Schlafzimmer. Da lag sie nun seit 15 Jahren, laut Sohn, genau so. Sie spreche nicht, seit etwa sieben Jahren, esse täglich nur noch ein Gläschen Brei und „trinke" kaum ein Glas täglich, mit dem Löffelchen eingegeben. Nun mache sie aber den Mund zum Essen nicht mehr auf und er frage sich, was er tun solle. Er könne seine Mama ja nicht sterben lassen. Ich war sehr ergriffen und verstand, dass er nicht über Leben oder Tod der Mutter entscheiden wollte. Er wisse, das habe sie so nie gewollt, aber es gäbe keine Patientenverfügung. Ich habe bei diesem Besuch eine Praktikantin dabei, ich sage ihr: „Triff Vorsorge! Ordne und regle dein Leben rechtzeitig, damit am Ende des Lebens

1. dein Wunsch bekannt ist und dadurch berücksichtigt werden kann bzw. muss

2. deine Angehörigen entlastet sind, denn wer will schon ‚Entscheider über Leben und Tod' bei Menschen sein, die er liebt?
Immer mehr Menschen schätzen es, bereits vor ihrem Tod alles regeln zu können.

Ich habe ALLES geregelt
Baldur weiß beispielweise jetzt schon ganz genau, wie sein Sarg aussehen soll, wie die Beerdigung sein wird, wie sein „letztes Hemd" aussehen soll ... Baldurs Sarg ist ganz in Natur gehalten, aber dafür mit Goldrand. Der Sargbesitzer lächelt, als er mir davon erzählt, es sei zwar eigentlich noch nicht so weit, aber man weiß ja nie, immerhin sei er bereits 96. Er wollte einfach alles geregelt und auch schon bezahlt wissen, damit die Kinder sich nicht kümmern müssen und alles in seinem Sinne sei. Er habe eine ganz natürliche Einstellung dazu, seit er nun schon zwei Mal knapp dem Tod, auf Grund von Prostatakrebs[11], von der Schippe gesprungen war, auch habe er ein hohes Alter.

Was passiert, wenn wir keine Vorsorge hinsichtlich einer Patientenverfügung oder Vorsorgevollmacht treffen?

---

[11] Der Prostatakrebs (medizinisch: Prostatakarzinom; PCa) ist eine bösartige Tumorerkrankung und geht vom Drüsengewebe der Vorsteherdrüse (Prostata) aus. Der Prostatakrebs gehört zu den häufigsten Krebserkrankungen des Mannes.

Dann wird

1. mein eigener Wunsch, wie ich bis zuletzt leben und wie ich sterben möchte, nicht berücksichtigt (weil ihn eventuell auch gar niemand weiß).
2. das zu einer großen Belastung für meine Angehörigen, die nicht selten zu großem Leid, Not und auch Unfrieden führt.

Was hätte Mutti nur gewollt?
Eine 95jährige Frau, die schon mehrfach wegen Harnwegsinfekten, Lungenentzündungen und Ödemen im Krankenhaus war, sagt immer wieder zu ihren beiden Töchtern, sie wolle nicht mehr ins Krankenhaus. Sogleich entfacht sich stets ein bitterlicher Streit zwischen den Schwestern. Die eine sagt, sie verstehe es und wolle dem Willen der Mutter nachkommen, die andere zeigt sich daraufhin empört, sie wolle die eigene Mutter doch nicht verhungern, verdursten und somit sterben lassen. Ein typisches ethisches Dilemma, zu dem ich beratend hinzugezogen wurde und mir nichts sehnlicher wünschte als ein niedergeschriebener, verfügter Wille der Frau, um die es eigentlich geht. Denn dann wären die beiden Töchter entlastet, müssten nicht streiten und alles könnte so, wie die Mutter es sich selbst wünscht, in ihrem Sinne umgesetzt werden.

Deshalb nun die Fragen an dich:
Hast du deine Dinge geregelt?
Hast du Vorsorge getroffen?

Wie möchtest du eigentlich bestattet werden? Möchtest du lieber unter die Erde oder lieber verbrannt werden? Oder hast du bestimmte Wünsche bezüglich der Feier? Soll diese religiös sein oder möchtest du lieber eine freie Trauerrede?

Nur wenn du mindestens das besprichst, wenn nicht besser niederschreibst, dann kann es jemand wissen und so nach deinen Wünschen für dich gestalten. Auch medizinische Vorsorgeuntersuchungen sind wichtig, siehe Kapitel 40 „Schätze deine Gesundheit".

Also: Triff Vorsorge, regle deine Dinge und entlaste so dich selbst und deine nächsten Angehörigen.

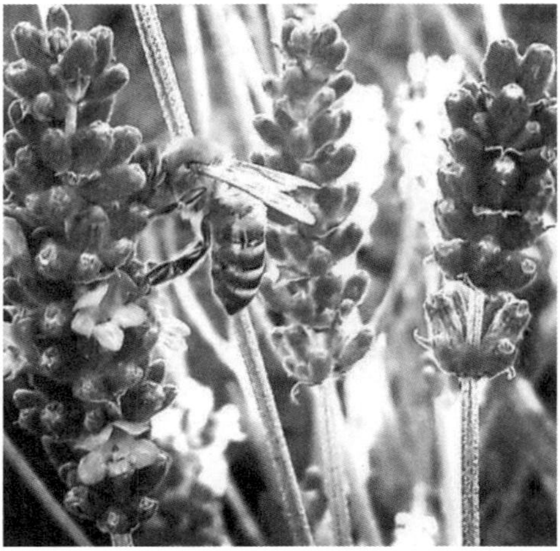

13. Wisse, wer DU SELBST bist!

Wenn wir jeden Tag eine Bilanz unseres Tuns ziehen, wird uns klar, wer wir wirklich sind.

Dalai Lama

Die Frage „Wer bin ich?“ stellen sich Menschen in jeder Altersklasse und seit jeher. Vor allem wenn wir mit einer schwierigen Situation konfrontiert werden, stellen wir uns diese philosophische Frage noch einmal ganz anders, eben existenziell. So geht es auch vielen Sterbenden.

Ich lebte ein Doppelleben

Adrian fand erst sehr spät, mit 56 Jahren, heraus, wer er wirklich ist. *„Ich bin schwul, nur weiß das keiner. Ich habe drei Kinder und eine Frau. Meine andere Seite konnte ich nur geheim leben, so lebte ich immer zwei Leben – ein Doppelleben, wie es so schön heißt. Doch mit der ersten Krebs-Diagnose hörte ich damit auf, ich machte reinen Tisch mit meiner Frau und auch den Kindern. Heute, fünf Jahre danach, kann ich mir gar nicht mehr vorstellen, dass ich einmal ein anderes Leben gelebt, ja, mir eingeredet habe. Aber ich hadere nicht mehr mit mir, warum ich nicht früher schon zu mir und meiner Homosexualität gestanden bin. Da musste erst der Krebs kommen. Die letzten fünf Jahre lebte ich mit meinem jetzigen Mann, vor wenigen Tagen heirateten wir. Das ist die Krönung für unsere Liebe und auch für* *mich, nachdem ich solange versucht habe, ein angepasstes Hetero-Leben zu leben. Das erscheint mir heute im Anblick des Todes vollkommen absurd."*

Fragen wir uns also rechtzeitig und immer wieder einmal:

Wer bin ich wirklich?
Lebe ich wirklich mich, mein Leben?

Johann Wolfgang von Goethe sagte:

Wenn du eine weise Antwort verlangst,
musst du vernünftig fragen.

Deshalb hier einige Fragen, um der Sache auf den Grund zu gehen:

- Welcher Typ Mensch bin ich?
- Was sind meine Stärken?
- Was sind meine Schwächen?
- Was mag ich? Was mag ich nicht?
- Welche Werte sind mir wichtig?
- Welche Wünsche habe ich und wo will ich hin?
- Was ist mir wichtig?
- Was möchte ich mit meinem Leben erreichen?
- Was möchte ich mit meinem Leben anfangen?

Das ist es, was hinter „Wer bin ich wirklich?" steckt. Befrage dich dementsprechend von Zeit zu Zeit mal selbst.

Ich durfte nie Künstler werden

Theodor, 81 Jahre, erzählte mir, wie gern er hier im Hospiz malt. „Weißt du warum?“ Seine Augen füllen sich mit Tränen: „Ich durfte nicht Maler werden, dabei war meine große Leidenschaft die Kunst! Ich versteh das ja, es war nur die Sorge meiner Eltern um mich, aus mir solle etwas Gescheites werden und so wurde ich Jurist. Das war wirklich hart, das ganze Studium und Berufsleben lang und ich hatte immer so viel Arbeit, dass ich keine Zeit für Kunst hatte. Aber jetzt, jetzt an meinem Lebensabend bin ich voll und ganz Künstler. Ich war es in meinem Herzen immer. Hätte ich das nur früher gemacht.“

Auch Dietrich Bonhoeffer beschäftigte sich mit diesem existenziellen Identitätsthema in nachfolgenden Zeilen:

Wer bin ich? Sie sagen mir oft,
ich träte aus meiner Zelle
gelassen und heiter und fest,
wie ein Gutsherr aus seinem Schloss.
Wer bin ich? Sie sagen mir oft,
ich spräche mit meinen Bewachern
frei und freundlich und klar,
als hätte ich zu gebieten.
Wer bin ich? Sie sagen mir auch,
ich trüge die Tage des Unglücks
gleichmütig lächelnd und stolz,
wie einer, der Siegen gewohnt ist.
Bin ich das wirklich, was andere von mir sagen?

Oder bin ich nur das, was ich selbst von mir weiß?
Unruhig, sehnsüchtig, krank, wie ein Vogel im Käfig,
ringend nach Lebensatem
als würgte mir einer die Kehle,
hungernd nach Farben, nach Blumen,
nach Vogelstimmen,
dürstend nach guten Worten,
nach menschlicher Nähe,
zitternd vor Zorn über Willkür und
kleinlichste Kränkung,
umgetrieben vom Warten auf große Dinge,
ohnmächtig bangend um Freunde in endloser Ferne,
müde und leer zum Beten, zum Denken,
zum Schaffen,
matt und bereit, von allem Abschied zu nehmen?
Wer bin ich? Der oder jener?
Bin ich denn heute dieser und morgen ein andrer?
Bin ich beides zugleich? Vor Menschen ein Heuchler
und vor mir selbst ein verächtlich wehleidiger
Schwächling?
Oder gleicht, was in mir noch ist,
dem geschlagenen Heer,
das in Unordnung weicht vor schon
gewonnenem Sieg?
Wer bin ich? Einsames Fragen treibt mit mir Spott.
Wer ich auch bin, Du kennst mich, Dein bin ich, o Gott!

(aus: Dietrich Bonhoeffer. Widerstand und Ergebung)

Weißt du, wer du bist? Was macht dich aus?

14. Hege & pflege Freundschaften!

Martin Luther King sagte einmal:

> Am Ende werden wir uns nicht an die Worte unserer Feinde erinnern, sondern an das Schweigen unserer Freunde.

Ich habe keine Freundschaften gehegt und gepflegt

„Jetzt“, sagt Olga, „bräuchte ich meine Freunde. Ich habe meine Freundschaften jedoch jahrelang nicht gehegt und gepflegt, weder an Geburtstage gedacht, noch an Feiern oder Beerdigungen teilgenommen. Und nun lieg ich selbst da, krank und sterbend, sehne mich nach Freunden und habe niemanden.“

Als Kinder sind Freunde das größte für uns. Schule wäre undenkbar ohne Freundschaften und die Ausbildung unerträglich ohne den Kollegen-Kumpel. Freundschaften sind wichtig, da wird mir jeder zustimmen, doch Freundschaften basieren auf gegenseitiger Pflege. Auch muss man sich die Zeit für Freundschaften nehmen, sonst verkümmern sie wie jedes Pflänzchen. Mit Ende der Ausbildung oder dem Studium sind Freundschaften rarer gesät. Häufig trennen sich Lebenswege wegen Heirat, Umzug, Karriere – Gründe gibt es dafür genügend. Zunächst können Arbeit und Familie dieses Loch noch füllen, doch im Alter oder in schwerer Krankheit rächt sich dies und die Einsamkeit holt uns ein, wie das Beispiel von Olga zeigt.

Von allen Geschenken,
die uns das Schicksal gewährt,
gibt es kein größeres Gut als die Freundschaft –
keinen größeren Reichtum,
keine größere Freude.
Epikur von Samos

Meine Freunde und ich waren plötzlich in zwei verschiedenen Welten

Eine ganz andere Erfahrung machte Claudia, sie erzählt: „Ich habe mich durch die Krankheit von fast allen Freunden distanziert. Grund dafür ist, dass sie wie in einer anderen Welt leben. Während ich nun akzeptiert habe zu sterben, reden sie ständig dagegen, meinen, mir damit Mut zu machen, spielen das alles herunter mit: ‚Das wird schon wieder!" und ‚Kopf hoch, lass dich nicht hängen!' Für mich wäre es jedoch besser, der andere akzeptiert, dass mein Leben endlich ist. Damit ich mich ernst genommen fühle, mitsamt meiner Angst. So ist es nun mal. Das machte mich so einsam, denn keiner verstand mich mit meinen Gefühlen. Gottlob habe ich nun eine tolle Psychoonkologin, sie ist die einzige Person, bei der ich nicht stark sein muss, sondern offen über alles, auch über die elende Angst, sprechen kann, ohne jemanden zu belasten."

Chemokabinen-Freundschaften

Cleo hingegen fand im Krankenhaus neue wertvolle Freundschaften. Sie erzählt mir, wie sich der Begriff

Freundschaft für sie durch die Erkrankung verändert hat. „Da kommen deine Freunde an dein Krankenbett. Sie sind zwar da, aber doch wie in einer anderen, für mich unerreichbaren Welt und Wirklichkeit. So traurig es war, die waren nicht mehr meine Freunde. Ich fühlte mich einsam unter ihnen und gehörte nicht mehr dazu. Dafür fand ich neue Freunde, aber in ‚meiner Welt', rechts und links in den ‚Chemokabinen'. Einige sind inzwischen nicht mehr am Leben, sie haben es einfach nicht geschafft. Vielleicht sind sie jetzt ja an einem besseren Ort. Ich bin so dankbar, sie kennen gelernt zu haben, denn ich hab so viel von ihnen gelernt. Endlich verstand mich wieder jemand! Wir konnten uns über die Angst vor dem Tod, was danach kommen wird, über unsere Sorgen und über die, die zurückbleiben, unsere Männer, Frauen, Kinder, unterhalten. Sie sind Freunde, mit denen man alles teilen kann. Sie sind unendlich kostbar.

Wie hege und pflege ich Freundschaften?

Mit nachfolgenden Tipps zur Freundschaftspflege kann es gelingen.

1. Kontakt halten

Man muss sich nicht ständig hören oder sehen, im Gegenteil, das würde auf Dauer zu einer Verpflichtung führen, was mit Freundschaft eigentlich nicht vereinbar ist. Wichtig ist, einfach in Kontakt zu bleiben, ob über

WhatsApp-Nachricht, eine kurze SMS, Priorität oder mal ein Telefongespräch.

2. Da sein

Man sollte vor allem da sein, nicht nur dann, wenn man gebraucht wird. Denn genau das ist es, was eine wahre Freundschaft ausmacht.

3. Geben und nehmen

Eine Freundschaft ist nur im Gleichgewicht, wenn es ein Geben und Nehmen gibt. Das kennt sicher ein jeder: Wenn es „einseitig“ ist, kann sich schnell einer „ausgenutzt“ fühlen, was auf Dauer zu Konflikten und sogar zur Kündigung der Freundschaft führen kann.

4. Den anderen in seinem So-sein nehmen und sein lassen

Wer ständig versucht, eine/n Freund/in zu verändern, sollte sich besser einen „backen“ oder „schnitzen“. Wahre Freunde können sich so, wie sie sind, nehmen und akzeptieren, ja besser noch: Genau deshalb mögen sie sich ja, mit allen Ecken und Kanten, die jeder von uns hat.

5. Verlässlich sein

Eine gute Freundschaft basiert auf Verlässlichkeit. Man weiß voneinander, dass man auf den anderen zählen kann, egal ob der Weg gerade durch dick oder dünn führt.

6. Fehler nicht krummnehmen
Jeder macht Fehler, dafür sind wir alle Menschen. Auch in Freundschaften passieren solche Fehler, die eventuell verletzend sind. Bei einer wahren Freundschaft gehört es dazu, sich dann zu verzeihen.

7. Gedenktage, Geburtstage usw. nicht vergessen
Jubiläen, Geburtstage oder Gedenktage sind Möglichkeiten, um zu zeigen, wie sehr man seinen Freund/in mag, an ihn/sie und seine/ihre besonderen Anlässe denkt. Jeder freut sich über Aufmerksamkeiten oder eine Gratulation zu besonderen Anlässen, oder?

Freunde sind unbezahlbar und kostbar und bereichern unser Leben, was erheblich zu unserer Lebensqualität beiträgt.

Kann ich dir irgendwie helfen?
Elise erzählte mir, wie berührt sie war, als eines Tages eine Nachbarin anrief und fragte, ob sie ihr irgendwie helfen könne und dürfe. Einfach so. Manchmal findet man durch eine Krise oder durch eine schwere Erkrankung neue Freunde, ganz unerwartet. „Eine schöne Erfahrung", sagt Elise, welche sie nicht missen möchte.

Solch soziale Kontakte sind der Nährstoff für unsere Gesundheit und unser Wohlbefinden, gerade in schlechten Zeiten. Hege und pflege diese Kontakte, so gut du kannst. Sonst geht es dir wie dem Ehepaar, welches ich kürzlich begleitete:

Wir zwei waren uns genug

Eine 49jährige trauernde Witwe ruft mich etwa ein halbes Jahr nach dem Tod ihres Mannes an. Sie komme einfach nicht über den Verlust hinweg. Sie sei so einsam, denn die beiden hatten nur sich, keine Kinder, waren sich aber nicht nur Ehemann und Ehefrau, sondern auch die besten Freunde. Daher haben sie keine Kontakte außerhalb ihrer Ehe gehegt und gepflegt und nun sei sie alleine. Schon vor der intensiven Pflege ihres Mannes bis zum Tod und während dieser schweren Zeit erst recht, gab es kaum Kontakte, nicht einmal mit Nachbarn.

Ich begleitete sie dabei, im Rahmen einer Trauergruppe Gleichgesinnte zu finden. Es fiel ihr jedoch schwer, in Kontakt mit anderen zu kommen, denn das war alles völlig neu für sie. Irgendwann kam eine weitere Witwe zur Trauergruppe hinzu, ihr ging es ähnlich und so freundeten sie sich an. Seither haben sie sich, gehen wandern, auch gemeinsam auf den Friedhof, in Ausstellungen …

Sterben ist tabu – deshalb sind alle so hilflos

„Alle waren plötzlich anders, vor allem so hilflos. Die einen fielen mir heulend um den Hals, andere ignorierten mich aus Angst, was Falsches zu sagen, andere riefen mich an, aus Distanz mal abcheckend, wie ich drauf

bin. Wieder andere kamen am besten gleichzeitig zu Besuch, im Sinne von: ‚Wir besuchen dich schnell noch, bevor du unter die Erde kommst!'", berichtet mir Meltem. „All das braucht kein Mensch und so schnell stirbt man ja auch nicht. Und nach einer Weile kommen dann nur noch die harten, einige blieben ganz weg. Dabei ist Krebs keine akute Notfallsituation, das dauert. Der Betroffene braucht längerfristig Begleitung durch wahre aufrichtige Freunde, die ihn so mit seiner Erkrankung annehmen, wie er ist. Wir alle in unserer Gesellschaft haben verlernt, mit dem Sterben umzugehen. Es wird tabuisiert, nicht darüber gesprochen, das Thema findet einfach nicht statt. Deshalb sind alle auch so unglaublich hilflos."

Hegst und pflegst du deine Freundschaften genug?
Nimmst du dir Zeit für dich und deine Freunde?
Denke dabei an die Witwe, die plötzlich völlig alleine dastand.

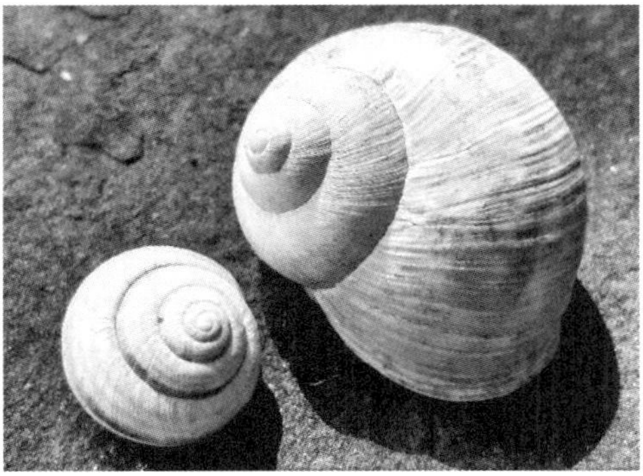

15. Lebe hier & jetzt!

Ich lebe seither viel mehr im Hier und Jetzt

Larissa gilt als geheilt. Ob die Krankheit wiederkommt, das kann niemand wissen. Aber es geht ihr heute besser denn je, berichtet sie, auch wenn der Krebs noch täglich präsent ist und seit der Diagnose alles anders wurde. „Ich lebe viel mehr im Hier und Jetzt, statt im Gestern und Morgen. Früher habe ich viel über die Vergangenheit oder Zukunft gegrübelt, obgleich ich weder das eine noch das andere beeinflussen kann. Denn das Leben findet nur hier und jetzt statt, nachher ist es schon wieder vorüber. Das weiß ich jetzt, seit ich den Tod so nahe vor Augen hatte."

Denkst du oft an Tage oder Ereignisse zurück, bei denen es dir so richtig gut ging?
Oder träumst du von einer Zukunft, in der alles besser wird?
Dann hör auf damit, denn Vergangenheit und Zukunft sind Illusionen. Sie existieren nicht. Das eine ist vergangen, und das andere kommt erst noch. Und beides lenkt von dem ab, was hier und jetzt wirklich wichtig ist.

Es ist nicht zu wenig Zeit, die wir haben,
sondern es ist zu viel Zeit, die wir nicht nutzen.

Lucius Annaeus Seneca

Dieses Zitat von Seneca trägt so viel Wahrheit in sich, denn oft wird gesagt, dass wir so wenig Zeit haben, unser Leben zu kurz sei. Doch was ist schon „wenig Zeit"? Egal, wie lange wir leben würden, wäre die Zeit nicht begrenzt, wäre sie nur halb so kostbar. Das Zitat drückt aus, dass das Leben gelebt werden will und dass nicht die Quantität, also die Menge unserer Lebenszeit, zählt, sondern die Qualität, also WIE wir unser Leben leben. Ob wir also nur vor uns hinleben, nur existieren, oder wirklich leben. Cicely Saunders, die Pionierin unserer heutigen modernen Hospizbewegung, sagte einmal: **„Es geht nicht darum, dem Leben mehr Tage zu geben, sondern den Tagen mehr Leben."** Das trifft es ganz genau, wie ich finde.

Erst jetzt und hier bin ich zufrieden und glücklich

„Lebe jetzt!", sagte Sieglinde zu mir, eine trotz ihren 74 Jahren und langjähriger schwerer Krebserkrankung noch voll orientierte Frau. Eigentlich war ich gerade am Gehen, wollte mich verabschieden, da begann sie zu erzählen: „Das alles war nichts. Wahnsinn, mein Leben lang habe ich gearbeitet, gelebt und gefeiert, immer auf der Suche nach dem wahren Glück. Doch was ich wirklich gesucht habe, war eigentlich dieses hier: FRIEDEN, inneren Frieden, Ruhe, Stille ... Unfassbar, dass ich so alt werden musste, um das zu erkennen." Ich war überrascht über diese weisen Worte, diese Lebensreflexion. Ich setzte mich wieder an ihr Bett und stieg in die Unterhaltung ein. Ich war erstaunt, diese 74jährige Frau

war ganz klar und erzählte weiter: „Hätte ich gewusst, dass es nur so viel braucht, oder eben so wenig, nämlich nichts, kein schickes Kleid, kein teures Parfüm, kein Mega-Auto, kein tolles Haus ... Wahres Glück empfand ich dort „im Außen“ nie wirklich, wenn dann nur kurzfristig, wahres Glück empfinde ich viel mehr im Hier und Jetzt. Ja“, sagte sie, offensichtlich schaute ich etwas verdutzt, „ja, so empfinde ich es nun hier in diesem Pflegebett, wohlwissentlich, dass ich bald sterbe werde. Erst jetzt und hier bin ich glücklich, empfinde sowas wie Erfüllung, Ruhe und Frieden. Es ist unglaublich, aber wahr ... Hätte mir das mal jemand vor 20 Jahren gesagt, ich hätte es nicht geglaubt.“

Ich war tief beeindruckt von dieser Begegnung, dieser ihr innewohnenden Weisheit, von dieser weisen Frau, sie strahlte so eine Zufriedenheit, so viel Zuversicht, Ruhe, Frieden und Harmonie aus. Am nächsten Morgen rief mich die Pflegekraft an, die Frau sei in der Nacht verstorben.

Im Anblick des Todes wird das Hier und Jetzt viel bedeutender, einfach weil die Zukunft, die verbleibende Zeit ungewiss ist und man deshalb die Zeit nutzen, füllen und noch leben will.

Stell dir vor, du erhältst die Diagnose Krebs oder die Diagnose für eine andere lebenslimitierende Erkrankung. Was machst du dann? Was macht man, wenn man erfährt, eine tödliche Krankheit zu haben? Unge-

lebte Sehnsüchte und Wünsche hervorkramen und das Leben noch leben, so lange und erfüllt wie möglich?
Die Löffelliste ist inzwischen ein Lebenskonzept. Weltbekannt wurde der Begriff durch den wunderbaren Film „Das Beste kommt zum Schluss“ mit Morgan Freeman und Jack Nicholson. Die beiden spielen zwei Krebserkrankte, der eine reich, der andere nicht. Beide Männer liegen im selben Zimmer in einem Krankenhaus, lassen Krebsbehandlungen über sich ergehen und freunden sich aufgrund ihres Schicksals und trotz ihrer Gegensätze an. Als sie erfahren, dass sie nur noch sechs bis zwölf Monate zu leben haben, beginnen sie, eine Liste der Dinge zu erstellen, die sie noch tun wollen, bevor Sie den Löffel abgeben, die sogenannte „Löffelliste“, unter anderem springen sie mit einem Fallschirm ab. Es ist ein berührender Film, nicht ganz unrealistisch, denn zum Schluss kommen – wie auch im wahren Leben – die Wünsche und Sehnsüchte von dem, was man „verpasst“ haben könnte. Nicht umsonst gibt es solche Einrichtungen wie den „Letzte-Wünschewagen“[12] oder

---

[12] Der Wünschewagen *(Letzte Wünsche wagen)* ist ein Projekt des Arbeiter-Samariter-Bundes in Deutschland. Ein umgebauter Krankenwagen wird genutzt, um letzte, meist langgehegte Wünsche von Sterbenskranken zu erfüllen. Die unheilbar kranken, sterbenden Menschen leben meist in Hospizen oder Palliativeinrichtungen. Ihnen soll noch einmal ein schöner, oft letzter Wunsch erfüllt werden. So werden Fahrten, Ausflüge und Besuche von Veranstaltungen für die Kranken, meist zusammen mit deren nächsten Verwandten, organisiert.

Stiftungen, welche sich dafür einsetzen, letzte Wünsche zu erfüllen.

Also krame heute hier und jetzt deine „Löffelliste“ hervor, denn das Beste kommt eben nicht erst zum Schluss. Schließlich wissen wir ja nicht, wann wirklich Schluss ist. Warte nicht, bis dein Leben durch irgendetwas begrenzt ist, oder du zu alt bist, um deine Vorhaben umzusetzen, die du bisher auf die lange Bank geschoben hast. Sortiere heute noch, was wichtig und wesentlich für dich ist und was nicht. Lebe dein Leben in vollen Zügen, sieh nicht nur zu, während es an dir vorüberzieht.

Im Hier und Jetzt zu leben, das kann jeder lernen!

In vier Schritten zurück zum Moment, zum Augenblick, zum Jetzt! Mit diesen vier Schritten kannst du üben, in der Gegenwart zu sein:

1. Sei aufmerksam!

Sei aufmerksam, ob Supermarkt, im Stau, im Wartezimmer vom Zahnarzt oder während du auf den Zug wartest.

Und was machen wir in solchen Wartezeiten? Meist sind wir in Gedanken schon bei der übernächsten Aufgabe, denken an zu bezahlende Rechnungen, ärgern uns über den Streit von gestern und so weiter. Wir sind in dem Moment also nicht gegenwärtig, nicht im JETZT.

Die nächste Wartezeit bleibe bitte mit deiner vollen Aufmerksamkeit in dem Moment. Während du bei-

spielsweise auf den Zug wartest, bleibe dort mit deiner Aufmerksamkeit, lausche den Bahngeräuschen, den Stimmen am Bahnsteig, dem Geruch, der Atmosphäre, spüre den Wind, der dein Gesicht streift, höre die Vögel zwitschern.
Sei jeden Tag für einen oder zwei Augenblicke ganz bewusst aufmerksam.

2. Beobachte

Der nächste Schritt ist, das Beobachten zu lernen. Dies ist schon etwas mehr, als nur für einen Augenblick aufmerksam zu sein. Beobachten ist so, als wenn du dir einen Film anguckst. Du siehst die Darsteller in Aktion. Wenn die Leute vor dir an der Kasse zahlen, dann beobachte mal. Nicht sprechen, nur beobachten. Du hörst die Stimmen, den Tonfall, beobachte auch die Bewegung, die Nähe oder Distanz und nimm einfach alles wahr, was da vor sich geht.
Du wirst erstaunt sein, was du alles siehst und wahrnimmst. Übe das Beobachten so oft wie nur möglich.

3. Atme

Wenn du eine Zeit lang die ersten beiden Schritte „Aufmerksamkeit“ und „Beobachten“ geübt hast, versuche dich zusätzlich jeden Abend auf deinen Atem zu konzentrieren, bevor du einschläfst. Nimm dabei etwa 15 Minuten aufmerksam das Heben und Senken deines Brustkorbes wahr. Wenn du müde wirst und schon fast einschläfst, lenke deine Gedanken und deine Wahrnehmung wieder zurück auf deinen Atem und deinen Brustkorb.

4. Meditiere

Erst wenn du gelernt hast, dich 15 Minuten auf deinen Atem zu konzentrieren, kannst du mit dem Meditieren beginnen. Fang mit nur 10 Minuten an, später wenn du geübter bist, kannst du dich nach und nach bis zu 30 Minuten steigern. Beobachte dabei immer deinen Atem und lass dabei alle Gedanken los. Gehen deine Gedanken dennoch spazieren, lenke deine Aufmerksamkeit auf den Atem zurück. Lass alles los. Nur sein und atmen im Hier und Jetzt.

Übe, so oft du kannst, am besten täglich, damit Meditation zu deiner festen Gewohnheit werden kann. Gerade eine Meditation bringt dich schnell und effizient ins Hier und Jetzt zurück.

Ich genieße jetzt jeden Augenblick

Eberhard berichtet von seiner schlechten Krebsprognose, als ich ihn besuche. „Wenn man den eigenen Tod vor Augen hat, fühlst du Trauer, Verzweiflung, Wut. Mir ist nun bewusst, wie sehr ich dieses Leben liebe, mit all seinen Höhen und Tiefen. Ich genieße dieses Leben jetzt jeden Moment, jeden Augenblick, die wenigen Wochen, die mir nun noch bleiben. Jetzt macht nur noch eines Sinn für mich: Leben – leben hier und jetzt!“

16. Schätze die kleinen Dinge & Momente!

Das Bewusstsein der Vergänglichkeit macht uns klar, dass wir jeden kostbaren Moment nutzen müssen.

Dalai Lama

Oft sind es gar nicht die großen filmreifen Momente, die uns mit Glück und Freude erfüllen, sondern viel mehr die kleinen Momente und alltäglichen Dinge. In unserem vollen Alltag oder gar im Hamsterrad des Lebens übersehen wir das leider nur allzu häufig. Zwei Sterbende sind da wieder einmal mehr unsere Lehrmeister. Ihre Haltung im Anblick des Todes hat sich einfach verändert, sie richten ihren Blick viel mehr auf Wesentliches, anstatt auf die ganzen großartigen Äußerlichkeiten.

Öffne deine Augen

Andrew sagt: „Geh raus in die Natur, so oft du kannst! Suche nicht nach dem Glück, es ist doch längst da, überall dort draußen in der Natur, übersieh es nicht. In jeder Blume, in jedem Sonnenstrahl, in jedem singenden Vogel findest du ein Wunder, in jedem Moment. Mach die Augen auf!"

Albert Einstein sagte einmal:

**Wer sich nicht mehr wundern
und in Ehrfurcht verlieren kann,
ist seelisch bereits tot.**

Genauso ist es wohl auch. **Im Alltagsgetümmel sehen wir diese kleinen großartigen Wunder oft nicht mehr. Wir sollten viel öfter innehalten und dem Leben lauschen, um dann beispielweise den singenden Vogel zu hören oder den wärmenden Sonnenstrahl auf der Haut zu spüren. Das sind die wahren Glückmomente und eine gute Seelennahrung für uns alle.**

Interessant finde ich auch, was sich Menschen am Lebensende noch einmal wünschen, was sie als Glück empfinden. So wunderte es mich nicht, als mich Anna-Maria bat, noch einmal mit ihr in den Hirschgarten zu gehen. Bisher hat sich keiner meiner Begleiteten am Ende des Lebens mehr Geld, Besitz, Schmuck oder ein größeres Auto gewünscht. Oft sind es wirklich diese ganz winzig kleinen Glücksmomente wie der Steckerlfisch im Hirschgarten mit Anna-Maria.

Einmal noch
Anna-Maria wollte unbedingt noch einmal in den Hirschgarten, einen traditionellen Münchner Biergarten. Dort hat sie von ihrer Kindheit bis ins Erwachsenenalter viele Sonntagnachmittage mit ihrer Familie und Freunden verbracht.
Mit ihr dort hinzukommen, das war gar nicht so einfach. Doch es war ihr so ein sehnlichster Wunsch, sodass wir es trotz erschwerter Immobilität, aber mit vereinten Kräften im Team planten. Da saß sie dann in einem Pflegerollstuhl, durch den Transport geschwächt, aber

strahlend. Sie blickte sich um, lutschte an der Haut des Steckerlfisches, denn essen konnte sie kaum noch. Doch sie roch und roch an dem ihr seit ihrer Kindheit bekannten Duft und nippte an der Weißweinschorle. Sie war glücklich und alle, die daran beteiligt waren, dieses Glück zu ermöglichen, ebenfalls. Wieder zurück in ihrem Pflegebett bedankte sie sich und sagte erschöpft: „Jetzt kann ich meine Augen für immer schließen." Danach erlangte sie ihr Bewusstsein nicht mehr und verstarb einige Tage nach diesem wunderbaren letzten Ausflug, den ich nie vergessen werde. Vor allem diese Augen von Anna-Maria, dieses Glück, diese Freude an dem Duft und Geschmack des Fisches, bleiben in mir haften.

Ich hoffe, lieber Leser, du spürst dieses Glück zwischen den Zeilen.
Noch eine Begegnung lehrte mich, die Kleinigkeiten mehr zu schätzen, nämlich die Begegnung mit Sieglinde. Sie erzählte mir bei einem Besuch:

Nie mehr
„Als ich die Diagnose bekam, ist meine Welt zusammengebrochen. Das Erste, was mir in den Sinn kam, waren mein Mann und meine Kinder. Das Zweite dann, was ich alles nicht mehr mit ihnen erleben werde. Erstaunlicherweise waren das ganz einfache, kleine, alltägliche Dinge, wie

nie mehr gemeinsam die Sonne sehen,
nie mehr gemeinsam Geburtstag feiern,
nie mehr den Geruch meiner Kinder riechen,
nie mehr neben meinem Mann aufwachen,
nie mehr …"

Ich danke Sieglinde von Herzen, denn seit unserer Begegnung haben sich mein Blick und meine Wertschätzung noch einmal stark verändert. Ich schätze seither auch den Duft meiner Lieben viel mehr, das Aufwachen neben meinem Nikolai oder auch, wenn sein Kissen, obwohl er längst im Dienst ist, noch nach ihm und seinem Duft riecht. Diese vielen klitzekleinen kostbaren alltäglichen Dinge wahrzunehmen und wertzuschätzen, macht mich unheimlich dankbar.

Wie geht es dir damit?
Bist du dir deiner eigenen, kleinen wertvollen Dinge und Momente bewusst?
Schreibe dir doch auch diese ganz kleinen, wertvollen und kostbaren Momente auf, seien sie noch so alltäglich und scheinbar belanglos. Werde dir dieser dadurch bewusst(er).
Studien zufolge kommt die größte Freude von den kleinen Dingen im Leben. Schätze die einfachen Momente, um glücklicher zu sein!
Als Kinder war uns diese Freude ganz selbstverständlich inne. Weißt du noch, wie sehr du dich als Kind über bestimmte Dinge freuen konntest? Über die wunder-

schönen bunten Blümchen, die auf der Wiese wachsen, über eine Kugel Eis oder den Welpen des Nachbarn … Vielen Erwachsenen geht die natürlich Freude verloren, weil irgendwann andere Dinge im Leben wichtiger geworden sind, sei es Studium, Beruf, Geld und allerlei andere „wichtiger gewordene Themen“, sodass die kleinen Dinge im Leben ihre Bedeutung verloren haben.

Versuche mal wieder, auf diese kleinen großartigen Dinge zu achten, darin wieder diese (kindliche, reine) Freude zu entdecken! Genieße diese Momente und erhalte dieses Glücksempfinden wieder zurück.

Glück entsteht oft durch Aufmerksamkeit
in kleinen Dingen,
Unglück oft durch Vernachlässigung
kleiner Dinge.

Wilhelm Busch

Als Kinder konnten wir uns noch grundlos an kleinen Momenten und Dingen erfreuen. Üben wir es doch wieder und holen uns so ein Stück Glück zurück!

Alleine aufs Klo können

Im letzten Jahr bekam Samira die schockierende Diagnose Leukämie. Sie nahm den Kampf gegen den Blutkrebs auf. „Und schon lief Chemo 7 Tage 24 Stunden in mich rein, das war wirklich schlimm. Da lernte ich die ganz kleinen Dinge und Momente erst richtig zu schätzen. Mein Kreislauf und mein Immunsystem waren komplett runtergefahren, ich bin tagelang nicht in der Lage gewesen, selbstständig auf Toilette zu gehen, weil ich nicht laufen konnte. Mir wurde eine fahrbare Toilette neben mein Bett gestellt, mir war kotzübel, ich musste mich ständig in eine Schale übergeben, mir war schwindelig … Als es mir dann mal für einen klitzekleinen Moment nicht schlecht war, freute ich mich unheimlich. Ich freute mich über jeden Augenblick, in dem ich mich nicht übergeben musste. Ich schätze es wieder, alleine zur Toilette, vor allem auf eine richtige Toilette gehen zu können, denn dieser Toilettenstuhl neben dem Bett, frei im Raum, ist nicht wirklich angenehm. Nie dachte ich, ich wäre mal dankbar für solche Kleinigkeiten und Banalitäten wie einen Toilettengang oder einen Moment, in dem mir nicht übel ist. Generell schätze ich seither den Augenblick und die kleinen Dinge im Leben viel mehr."

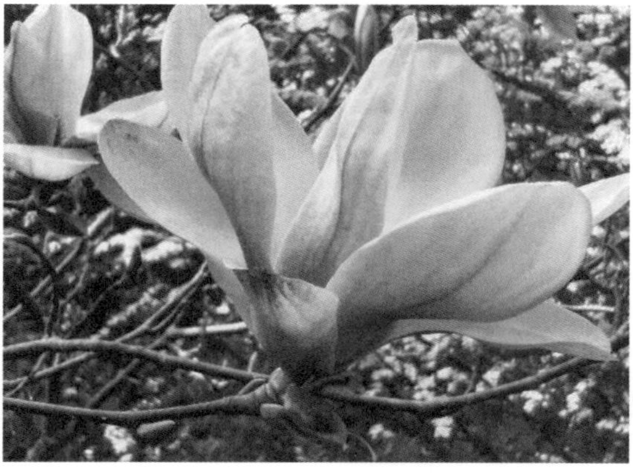

17. Wisse, wofür es sich zu leben lohnt!

Jeder hat etwas, was ihn antreibt, bei dem er weiß, das ist es, das ist voll meins, das ist es, wofür es sich zu leben lohnt.
Wofür lohnt es sich für dich zu leben?
Was ist dein Lebensinhalt?

Für den einen sind es die Kinder, für den nächsten ist es der Hund, für einen anderen der Verein und wieder anderen ihr Glaube, ihre Religion oder Kirchengemeinschaft.
Mir sind keine Untersuchungen im Sinne von wissenschaftlichen Studien zu diesem Thema bekannt. Die Erfahrung, die ich jedoch gemacht habe, ist, dass es durchaus Menschen gibt, die extrem fest in ihrem Glauben verankert oder fest von einer Sache, einem Thema überzeugt sind, was sie antreibt, wonach sie ihr Leben ausrichten. Manche sagen sogar: „Mir fällt so das Leben leichter, weil ich weiß, wofür ich lebe und das hier alles tue."
Letztlich ist es ein Ziel, Sinn und dadurch auch Hoffnung.

Mir fehlt etwas
Isolde erzählt mir: „Ich bin eigentlich weder religiös noch spirituell, ich glaub einfach an nichts. Ich habe sogar jede mögliche Gelegenheit genutzt, um über religiöse, spirituelle oder auch andere Menschen, die sich in

einem Verein engagieren oder deren Leben gar aus diesem Vereinsleben besteht, herzuziehen, zu belächeln oder diese negativ darzustellen. Alles erschien mir so einfach, so offensichtlich. Ich habe gelacht über die Menschen, die glauben. Ich habe mir geschworen, egal, was passiert, mich nie an so einen Quatsch zu hängen. Doch nun, wo es soweit ist, merke ich, dass mir irgend so etwas fehlt. Meine Gegenwehr gegen all dieses schwindet mit jeder Sekunde. Vielleicht ist es auch einfach nur die verzweifelte Hoffnung, die letzte Möglichkeit der Rettung für mich … Ein Strohhalm sozusagen, ich weiß nicht recht …"

Für was im Leben stehst du jeden Morgen auf?
Die Antwort auf die Frage nach dem eigenen Warum, dem Sinn und Zweck von dem, was du tust, ist unglaublich wertvoll.
Was hält dich selbst am Leben? Diese Antwort kannst nur du alleine deinem Leben geben, niemand anderes kann diese Aufgabe übernehmen. Ist der Sinn des Lebens, sich auf den Tod vorzubereiten? Dies kann auch möglich sein. Oder es ist der Augenblick, genau dieser jetzige Moment, für den es sich zu leben lohnt?

Gott war immer bei mir

Piedro erzählt mir: „Was ich seit der Diagnose und in den letzten Monaten meiner Krankheit gelernt habe, ist, dass Gott immer bei mir war. Ich bin nicht allein. Ich hatte nie gedacht, dass mir mein kindlicher Glaube mal wieder so eine Kraft gibt und ich wieder glauben kann. Dafür", sagte er, „lohnt es sich zu leben und gegen den Krebs zu kämpfen."

Ich schloss einen Pakt mit mir und Gott

Franziska bekam die Diagnose Mundhöhlenkrebs. Zweimal kämpfte sie erfolgreich gegen die Krankheit, die ihr Gesicht immer mehr zu zerfressen drohte. Zusätzlich bekam sie schlimme Depressionen und Angstzustände, was rund 25 bis 30 Prozent aller Menschen wegen ihrer Krebserkrankung entwickeln, weil diese Menschen schwere Operationen, die Chemotherapie und Bestrahlungen ohne eine Garantie der Gesundung durchstehen müssen.

„Ich war schon fast am Aufgeben", sagte Franziska, „doch dann schloss ich einen Pakt mit mir und mit Gott: Wenn ich das überlebe, dann setze ich mich für Menschen mit Depression oder/und Krebs ein."

Was soll ich sagen? Sie hat es überlebt und engagiert sich ehrenamtlich in einer psychoonkologischen Beratungsstelle. Sie leitet mehrere Entspannungsgruppen für Menschen mit Depressionen und onkologische Langzeitpatienten. Franziska sagt heute: „Ich weiß seit meiner Erkrankung, wofür es sich zu leben lohnt!"

Die Frage „Wofür lebe ich?" ist im Grunde eine Sinnfrage, eine der existenziellen Fragen des Lebens. Um die Antwort dafür zu finden, muss sich jeder selbst auf-

machen und (s)einen Sinn zu finden. Denn nur wenn ich weiß, wer ich bin und was ich hier auf Erden will, wofür ich lebe, wofür es sich zu leben lohnt, erfahre ich Erfüllung.

Gott hielt mich am Leben
„In meinem Leben war es mein Glaube, der mich immer getragen hat, gerade in Krisenzeiten. Er zeigte mir, wofür es sich zu leben lohnt. – Ich bekam keine Kinder, hatte eine unerfüllte, unglückliche Ehe, wurde depressiv und haderte immer wieder mit mir, ob ich überhaupt noch weiterleben solle. Aber Gott hielt mich am Leben, für ihn, für meinen Glauben, für die Kirchengemeinde, lohnte es sich weiter zu leben", erzählt Marzena.

Wofür unser Herz schlägt,
dafür lohnt es sich
zu leben und zu kämpfen.

Ernst Ferstl
österreichischer Lehrer, Dichter und Aphoristiker

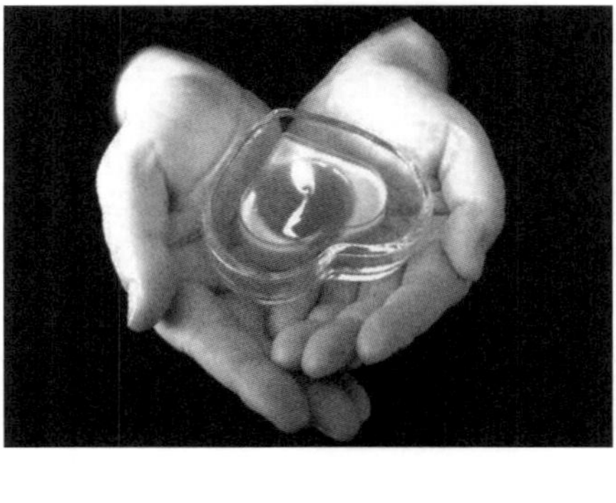

18. Sei mir dir im Reinen!

**Das größte Geheimnis des Glücks ist,
mit sich selbst im Reinen zu sein.**

*Bernard Le Bovier de Fontenelle
(1657-1757), französischer Schriftsteller und Sekretär der Akademie der Wissenschaften*

Mit sich selbst im Reinen zu sein, ist eine Aufgabe, die sich eigentlich jeder zu Herzen nehmen sollte. Doch in unserer heutigen Gesellschaft wissen die meisten Menschen nicht mehr, was das ist und wie das geht. Stattdessen leben wir häufig nur noch im Äußeren, laufen dem Job, unserem Aussehen, teuren Autos und einem großen tollen Haus hinterher. Nur eines bleibt bei diesen ganzen Äußerlichkeiten und allem Materiellen auf der Strecke: der Kontakt mit uns selbst, die Beziehung mit uns selbst. Viel zu selten nehmen wir uns im alltäglichen Trubel Zeit, um mit uns in den Dialog zu treten. Doch dieser intensive Kontakt mit uns selbst ist die Voraussetzung dafür, mit sich im Reinen sein zu können. **Ist mein Leben so, wie ich es gerade lebe, stimmig und authentisch? Bin ich mit mir und der Welt ehrlich und im Reinen?**

Wer möchte nicht gerne mit sich selbst im Reinen sein? Am Lebensende bekommt dieses Bedürfnis noch einmal einen viel höheren Stellenwert. **Mit sich selbst im Reinen sein, das schafft inneren Frieden – Seelenfrieden.**

Nur so können wir in Frieden aus dieser Welt gehen und loslassen.
Klaus fragt mich, ob ich den Spruch von Ödon von Horvath kenne.

Eigentlich bin ich ja ganz anders,
ich komm nur so selten dazu.

Klar kenne ich den, finde ich super, denn wie oft leben wir nicht unser Leben, sondern das, was von uns erwartet wird, das, was wir denken, was vernünftig ist …

Ich leugnete meine Homosexualität
Dann folgt eine Beichte, wie ich sie zuvor nicht erlebt hatte. Klaus beginnt damit, mir zu erklären, dass er das noch nie jemandem erzählt habe. Ich nicke und höre aufmerksam zu. „Eigentlich liebe ich Männer, ich bin schwul, doch ich habe es mir immer verboten, vor allem mein Vater durfte davon nichts erfahren. Es gäbe immer noch Vorurteile hinsichtlich der Akzeptanz Homosexueller. Ich habe das einfach verdrängt, es durfte mein Leben lang nicht sein." Frauen hätten ihn nie wirklich angezogen, trotzdem heiratete er seine Frau, obgleich sie ihn nach kurzer Zeit bereits zur Rede stellte, er sei doch schwul. Er habe das stets abgestritten. Fünf Jahre ging es gut, dann trennte sich die Frau von ihm. Seither war er alleine, obwohl er sich so nach einer Liebe und Partnerschaft sehnte. Schließlich erkrankte er an einer Depression. In der Therapie sprach der Therapeut auch dieses Thema an, aber Klaus leugnete es

konsequent bis zuletzt. Jetzt wolle er dies aber loswerden, er möchte mit sich im Reinen sein. Ich frage nach, ob er es mit seiner ehemaligen Frau auch noch besprechen möchte, ob das noch ein Thema für ihn sei. Es ist kurz still, dann verneint er und schüttelt den Kopf. Jetzt ginge es ihm schon gut, er sei froh und dankbar, mit mir darüber gesprochen zu haben, auch weil er wisse, ich schreibe es vielleicht irgendwann mal in ein Buch. Dann helfe seine Geschichte, das andere ihr Leben leben, sich und ihre Bedürfnisse leben und sich selbst nicht verleugnen.

Es ist nicht gesund, gegen seine Gefühle und wider seine Natur zu leben, nicht mit sich im Reinen zu sein und solch ein Geheimnis bis ans Ende des Lebens zu hüten. Das zeigt uns das Beispiel von Klaus deutlich, aber eigentlich wussten wir das schon vorher, oder?
Sei also mit dir stets im Reinen oder versuche wieder mit dir ins Reine zu kommen, schiebe es nicht auf die lange Bank.
Im christlichen Sinne bedeutet „ein reines Herz“ zu haben, ein reines Gewissen zu haben. Schon in der Bibel steht: „Selig sind, die reinen Herzens sind.“ Wir wissen alle, wie wir uns mit einem schlechten Gewissen fühlen, wie sehr uns ein schlechtes Gewissen den Schlaf rauben kann. **Unser Gewissen ist wie unsere „innere Stimme“, die sich meldet, wenn wir uns zu weit von uns entfernen und dadurch ins Ungleichgewicht geraten. Es ist ein Hinweis darauf, mit sich nicht ganz im Reinen zu sein.**

Ich fühle Frieden

Claudio sagt kurz vor seinem Tod zu mir: „Ich habe keine Angst. Ich fühle Frieden, weil ich alles getan habe, was ich tun wollte. Ich habe versucht, der bestmögliche Mensch zu sein."

Ob ich das auch einmal auf meinem Sterbebett von mir und meinem Leben sagen kann? Was will ich mehr? Dieses „Mit-sich-im-reinen-sein" ist bei Claudio zu spüren, er ist mit sich im Reinen, im Frieden, und diese Harmonie ist deutlich spürbar. Er starb noch am selben Nachmittag, an dem ich ihn besuchen durfte.

In manchen Religionen legen die Menschen eine „Beichte" ab, um sich wieder „frei" und „rein" zu fühlen. Aber es gibt auch andere Rituale, wie man wieder mit sich ins Reine kommen kann. Nimm dir beispielsweise einen Zettel und notiere die Dinge, die dich belasten. Verbrenne den Zettel dann, während du dich, in die Flammen blickend, von diesen Themen bewusst verabschiedest.

Dann ist halt nun Schicht im Schacht

Irina, 59 Jahre, sagt, sie habe ihre Endlichkeit nun sehr viel klarer vor Augen, ja sogar konkrete Vorstellungen, wie das mit dem Sterben sein wird, denn sie habe sich damit auseinandergesetzt, viel gelesen seit der Diagnose, auch mit den Ärzten und der Psychologin gesprochen. „Außerdem blicke ich auf ein schönes, bewegtes Leben zurück. Ich habe nicht den Gedanken, ich müsste noch dies und das, so wie andere junge Palliativpatientinnen hier, die zum Beispiel kleine Kinder haben, zu erledigen oder erleben. Ich bin alleine, nur für mich verantwortlich. Es ist ok, dann ist halt nun Schicht im Schacht. Das ist nicht schlimm, wie gesagt, ich hab mein Leben gelebt, ich bereue nichts.“

Lebe ein gutes, ehrbares Leben!
Wenn du älter bist und zurückdenkst,
wirst du es noch einmal genießen können.

Dalai Lama

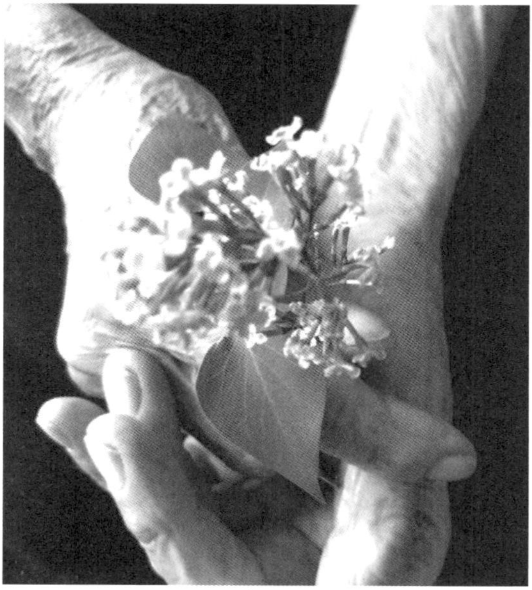

19. Nimm dich selbst nicht zu wichtig!

Denken wir über unsere leidhaften Erfahrungen nach, kann dies unseren Hochmut verringern.

Dalai Lama

Die Erde wird sich weiterdrehen

„Das Leben ist das Wartezimmer für den Tod, das weiß ich jetzt“ sagt Hannah, als ich sie in ihrer wunderschönen Villa am See besuche. „Wir sind nur auf der Durchreise, weil wir alle wissen, dass wir irgendwann sterben werden. Doch das irgendwann ist meist soooooo weit weg. Wir strampeln uns täglich ab, wollen immer weiter, schneller und höher, ziehen unsere Identität aus unserer Leistung, nehmen uns wichtig, als gäbe es nichts Wichtigeres als uns. Ich war im Immobiliengeschäft tätig und dort tummeln sich viele, die denken, sie sind die Großartigsten, wie ich bis vor Kurzem. Auch ich dachte, das Leben könnte nicht ohne mich weitergehen. Die traurige Erkenntnis begreife ich jetzt hier in meinem Pflegebett, totgeweiht: Die Erde wird sich weiterdrehen, auch wenn ich sterbe. Wir sind nur ein kleines Staubkörnchen in diesem riesigen Kosmos Erde. Zunächst stimmte mich das schon wütend, dann traurig, aber jetzt, jetzt fühle ich mich gelassen und in Frieden damit, dass ich bald gehen werde. Wir sind eben alle nur zu Gast auf Erden.“

So sprach Hannah bei unserer ersten Begegnung noch nicht. Ich bin erstaunt, welch Entwicklung sie durchlebt

hat, dass sie ihren Frieden so schnell, innerhalb von sechs Wochen nach der Diagnose, gefunden hat. Als ich sie wenige Tage nach der Diagnose in der Klinik besuchte, war sie noch sehr wütend, versuchte allerlei Ärzte und Heilungschancen abzuklopfen, ganz im Sinne: „Da geht doch noch was! Ich darf noch nicht sterben! Die Welt kann doch gar nicht ohne mich!“
Ich frage, was passiert sei, dass sie es nun so gelassen sieht. Sie erzählt weiter, sie sei in der Kapelle in der Klinik gewesen, sehr lange und nur für sich. Während sie dort so saß, begann sie unvermittelt zu weinen und zu beten. Seither betet sie jeden Abend: „Herr Gott, du wirst schon wissen, was du tust. Ich habe viele schöne luxuriöse Jahre erlebt, konnte mir alles leisten, was ich will, lass mich nur noch ein wenig leben, um meine Dinge zu ordnen und zu regeln. Dann hab ich der Welt genug gegeben – und sie mir. Dann kann sie sich auch ohne mich weiterdrehen.“

Und so lange du das nicht hast,
dieses: Stirb und Werde!
Bist du nur ein trüber Gast
auf der dunklen Erde.

Johann Wolfgang von Goethe

Friedens- und Kraftquelle
Regina hat ihren kindlichen Glauben wiedergefunden. Als Kind war sie mit ihren Eltern in der Kirche, wurde getauft mit allem Drum und Dran. Als pubertäres

Mädchen wollte sie das alles nicht mehr. Auf solch alte christliche Werte wie Demut, Frieden und so weiter pfiff sie, wie sie selbst sagt. Viel zu altmodisch war ihr das, meinte sie. Jetzt in der Lebenskrise und mit Blick auf den eigenen Tod hat sie sich wieder ihrer Religion zugewandt und findet genau darin Frieden und Kraft.

Ich bin beeindruckt.
Wir schauen uns den Text gemeinsam im Gotteslob an, ein Text, den ich schon häufig mit schwerkranken und sterbenden Menschen gelesen und gesungen habe. Es ist ein Text, der oft als heilsam, harmonisierend und befriedend erlebt wurde.

Ich bin nur ein winzig kleiner Mann hier auf Erden
Julius, er war ein taffer Geschäftsmann, erzählte mir davon, wie er jahrelang gegen den Krebs angekämpft hat. „Ich habe Krebs. Krebs im letzten Stadium. Eine Rettung gibt es nicht mehr. Auch beim größten Willen und Kämpfergeist nicht mehr. Das musste ich erst einmal schlucken. Denn ich hatte den Biss und den Willen, den Krebs immer und immer wieder zu besiegen, auch wenn ich jetzt weiß, dass ich ihn nur zeitlich „verschoben“, sozusagen ein wenig aufgeschoben habe. Ich habe mich von Chemotherapie zu Chemotherapie gekämpft und jeden nur kleinsten Hoffnungsschimmer wahrgenommen, allerlei Scharlatanerie und damit verbundene hohe Kosten und Qual für Alternative Therapien auf mich genommen, weil ich mir einfach nicht

vorstellen konnte, dass die Welt nicht ohne mich sein kann. Doch die Wahrheit ist, sie kann ohne mich, sehr gut sogar. Alles läuft weiter, die Welt dreht sich weiter und das darf sie auch ohne mich. Erst als ich dies verstanden und für mich so annehmen konnte, dass ich nur ein winzig kleiner Mann hier auf Erden bin, nur einer von Milliarden von Menschen, nahm ich mich selbst nicht mehr ganz so wichtig und konnte meinen Frieden mit meinem Krebs machen."

In anderen Begleitungen erlebte ich exakt das Gegenteil. *Ein erfolgreicher Geschäftsmann, Ende 60, immer rastlos, immer am Handy, immer am Managen, sagte: „Ich weiß eigentlich gar nicht, wie die Welt ohne mich sein kann!" Er quälte sich lange, machte allerlei Therapien, er hing so am Leben und an seiner Arbeitskraft, an seinem Schaffen und Tun auf dieser Erde, bis zuletzt. Selbst am letzten Tag fragte er noch die Börsenzahlen ab, es war unglaublich, dies mit anzusehen, wie sehr er sich gegen sein Erdenende sträubte, an allem Irdischen festhielt.*

Im Team wünschten wir uns oft, er würde es sich selbst leichter machen, nicht mehr so verbissen sein, sondern entspannter werden, um loslassen zu können. Das war wirklich schlimm, aber eben sein Weg. Bis zuletzt war es ihm überaus wichtig, dass etwas von ihm übrig bleibt in dieser Welt. Er wünschte, dass man seine Beerdigung wie ein rauschendes Fest feiert und dazu hat er selbst alles bis ins letzte Detail durchgeplant, inklusive seiner Trauerrede, die er selbst verfasste. Er wünschte sich, dass diese verlesen wird.

Ich persönlich finde, es ist manchmal ganz schön schwierig, sich nicht zu wichtig zu nehmen, gerade in sehr emotionalen Momenten des Lebens. Denn manchmal gibt es Situationen, die sind wirklich zum aus der Haut fahren, oder? Das kann überall und jederzeit passieren, ob im Gespräch mit Freunden, auf der Arbeit, bei der Familienfeier, in der Partnerschaft ... Wer kennt das nicht? Jemand sagt oder tut etwas und rasend schnell steigen die Emotionen in dir hoch. Sekundenschnell reicht es einem, bevor man sich überhaupt im Klaren darüber ist, was gerade eigentlich läuft und los ist. Körperlich fühlt es sich dann meist so an, als ob ein Kloß in deinem Hals ist, du Atemnot hast oder gerade einen Schlag in deine Magengrube bekommst. Eines steht fest, da hat gerade jemand deine „richtigen" Knöpfe gedrückt, um dich sprichwörtlich auf die Palme zu bringen. Tja, und dann liegt es ganz bei dir: Entweder du flippst aus und gibst deinem Gegenüber richtig Kontra und holst zum Gegenschlag aus oder du lehnst dich zurück und schnaufst erst einmal durch, denn du bist nicht der Nabel der Welt. Der andere Mensch hat ja auch Gefühle und Gründe, weshalb er so handelte, so reagierte.

20. Lebe deine Talente & Potenziale!

Ziel des Lebens ist Selbstentwicklung.
Das eigene Wesen völlig zur Entfaltung zu bringen,
das ist unsere Bestimmung.

Oscar Wilde

Ich war eigentlich immer musikalisch

„Nur wer weiß, was er kann und was er will, wird ein erfülltes Leben führen!“, sagte mir Theo, ein 53jähriger Mediziner, der an einem Kolonkarzinom, Darmkrebs, erkrankt war. „Beruflich habe ich mein Talent und Potential voll ausgeschöpft, das hat mich auch erfüllt, doch privat träumte ich davon, ein Instrument zu lernen, eigentlich seit frühester Kindheit, doch irgendwie kam immer was dazwischen. Dabei habe ich eine Affinität zur Musik, ich war immer schon musikalisch und habe meine Freude an Rhythmen aus aller Welt. Schade, dass ich dieses Potential nicht mehr ausleben kann. Ich hätte einfach ein bisschen weniger arbeiten und mich auch meiner Sehnsucht Musik widmen sollen.“

Ich fand eine tolle Musiktherapeutin, die ihm während seiner letzten Tage das Spielen der Ukulele, einer Mini-Gitarre, beibrachte. Dafür benötigt man nämlich nur zwei Handgriffe. So machte sie mit ihm noch ein wenig Musik, ja mehr noch, er gab gemeinsam mit der Therapeutin der ganzen Station ein Konzert, mit einer

Ukulele. Er war so glücklich dabei, noch ein wenig sein Talent ausleben zu dürfen und Talent hatte er, absolut!

Um sein volles Potenzial entwickeln zu können, sollte sich jeder seiner Talente und Potentiale bewusst sein und diese unbedingt leben.

Tu was du kannst,
mit dem was du hast,
dort wo du bist.
Theodore Roosevelt

Ungelebte Potentiale schreien quasi buchstäblich danach, gelebt und umgesetzt zu werden. Die Frustration, wenn man keine Gelegenheit bekommt, sein Talent unter Beweis zu stellen, es auszuleben, war ja bei Theo deutlich zu spüren. Ich denke sogar, dass ein dauerhaftes Negieren eigener Talente und darin keine Erfüllung zu finden krank machen kann. Denn letztendlich sind ungelebte Talente ungelebte und unerfüllte Träume. **Höre also auf den Ruf von innen, sei es der Wunsch eine Sprache zu lernen, ein Buch zu schreiben, ein Musikinstrument zu lernen, einen Malkurs zu belegen, … Halte inne und überlege, ob du auch irgendwo in dir ein schlummerndes Talent hast, welches keinesfalls verkümmern sollte. Jeder kann irgendetwas wirklich richtig gut. Finde es heraus und widme dich diesem, deinem Potential.**

Frage dich:

Liebst du, was du tust?
Lebst du deine Leidenschaften?
Bist du richtig gut in dem, was du tust?
Lebst du deine Fähigkeiten und dein Potenzial voll aus?
Würdest du gerne noch ein in dir schlummerndes Talent ausleben?

Meine alte Leidenschaft „Meditation"
Alex erzählt mir: „Meine Leidenschaft war immer die Meditation und auch das Gebet. Doch irgendwann habe ich das im Alltagstrubel vergessen, habe es verloren und damit eigentlich auch mich selbst verloren. Dabei weiß ich doch, wie wichtig es ist, seine Leidenschaften und Potentiale zu leben. Erst in der größten Verzweiflung habe ich wieder zurückgefunden und angefangen zu meditieren, später auch zu beten. Sogar viel mehr als früher. Das gab und gibt mir Kraft, Stärke und unglaubliche heilende Energie. Bei dieser Ruhe im Gebet und in der Meditation fand ich auch meinen inneren Frieden wieder. Heute geht es mir richtig gut, ich leite sogar eine kleine Meditationsgruppe in der Beratungsstelle für unheilbar Kranke.

Was immer du tun kannst
oder träumst es zu können,
fang damit an.

Johann Wolfgang von Goethe

Was kannst du richtig gut?
Hast du schon mal ausprobiert zu schreiben, zu singen, zu malen, zu musizieren? Probiere es aus! Wer weiß, was in dir schlummert?

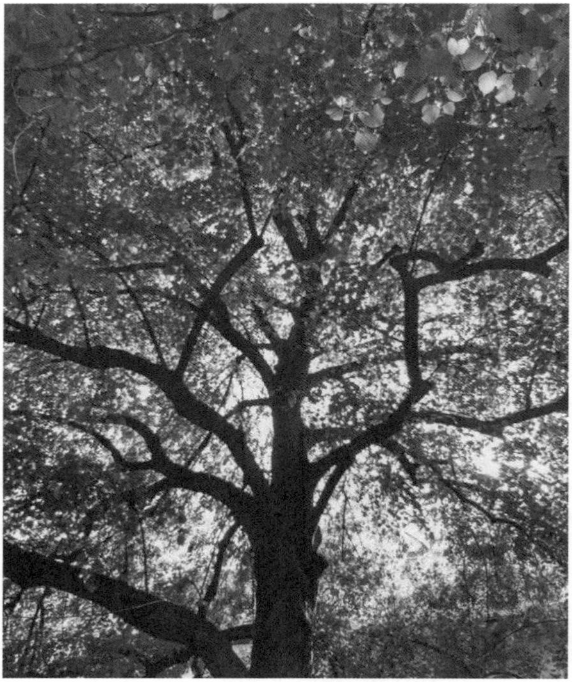

21. Ändere dein Leben & deinen Kurs!

Jede Veränderung beginnt in uns.

Dalai Lama

Nichts muss so bleiben, nur weil es angeblich immer schon so gewesen ist, lehrte mich die Begleitung von Amelie.

Radikale Veränderung

Amelie kam vor Jahren, kurz nach einer Brustkrebs-Diagnose zu mir in eine Beratung zur Patientenverfügung, um ihre Dinge vorsorglich zu regeln. Vor kurzem rief sie mich wieder an, um sich mit mir zu einem Kaffee und zum Austausch zu verabreden. Ich hatte schon Sorge, sie habe ein Rezidiv. Doch im Gegenteil, sie wollte sich bei mir mit Blumen bedanken und erzählte mir, wie radikal sie ihr Leben durch die Erkrankung veränderte. Sie erzählt: „Die Brustkrebs-Diagnose änderte radikal mein Leben. Damals kam der Anruf von der Klinik: ‚Kommen Sie bitte heute noch, um den Befund zu besprechen, und bringen Sie jemanden mit.' Da war mir eh schon alles klar, denn diese Formulierung sagt man nicht einfach so, sondern nur, wenn es richtig ernst wird.

Als ich nach etwa einem Jahr das gröbste der Krankheit hinter mir hatte, änderte ich meinen Lebenskurs. Ich trennte mich von meinem Mann, zog in eine andere Stadt und begann mit knapp 50 nochmal eine neue

Ausbildung. Ich bin nun fast fertig mit der Qualifikation zur Musiktherapeutin."
Ich staunte nicht schlecht und freute mich mit ihr, dass sie durch die Erkrankung noch einmal so einen Schwung bekam, einfach Klasse. Leider ist sie noch kurz vor dem Ende der Qualifikation erneut erkrankt, hatte bereits Metastasen und verstarb erstaunlich schnell, aber glücklich. Auf ihrer Beerdigung gestalteten ihre Mitstudentinnen die musikalische Umrahmung, das war wirklich sehr berührend.

Wenn du in deinem Leben das Gefühl hast, einen Kurswechsel zu brauchen, dann warte nicht, bis irgendeine Erkrankung dir dies bewusst macht.
Du befindest dich in einem miesen Job? Du tust etwas, was du eigentlich gar nicht tun willst? Dann lass es, suche dir eine neue Aufgabe, man kann immer wieder auch quer einsteigen und etwas Neues lernen.
Du willst eigentlich mit einer Tätigkeit deinen Lebensunterhalt verdienen, die dich jeden Tag glücklich macht? Dann tue es! Tue es jetzt, denn irgendwann ist es vielleicht zu spät.
Irgendwann kommen die ein oder anderen darauf, dass da doch mehr sein muss im Leben, dass das nicht alles sein kann. Mancher fragt sich in einer typischen Midlife-Krisis oder einer anderen Krise/Erkrankung ähnlich wie Amelie: „War das schon alles in meinem Leben?"
Finde du es lieber heute gleich heraus! Frage dich, ob es da etwas gibt, was nach Veränderung verlangt!

„An den Scheidewegen des Lebens
stehen keine Wegweiser."

Charlie Chaplin

Zwischen Pest und Cholera

„Seit drei Jahren stehe ich nun immer wieder vor solchen Weggabelungen. Mein Leben wurde damals von jetzt auf gleich auf den Kopf gestellt. Diagnose: Ein Glioblastom[13]*. Das war ein Schock für mich und meine kleine Familie", sagt Peter. „Immer wieder musste ich mir überlegen, ob ich einer weiteren Behandlung und/oder einer OP zustimme. Ich hatte das Gefühl, vor einer Weggabelung ohne Hinweisschilder zu stehen. Wie sollte ich mich nur entscheiden? Es war wie eine Entscheidung zwischen Pest und Cholera. Ich entschied mich für die OP. Sie ist erfolgreich verlaufen und der Tumor konnte vollständig entfernt werden. Danach folgten Chemotherapie und Bestrahlung. Das war echt hart. Ein Jahr darauf, bei einer MRT-Aufnahme, stand ich wieder vor einer Weggabelung. Der bösartige Tumor ist wieder da und anscheinend aggressiver als*

---

[13] Das Glioblastom ist der häufigste bösartige hirneigene Tumor bei Erwachsenen. Die Behandlung besteht in operativer Reduktion der Tumormasse, Bestrahlung und Chemotherapie. Eine endgültige Heilung kann derzeit nicht erreicht werden. Die mittlere Überlebenszeit liegt bei wenigen Monaten ohne Behandlung und rund 15 Monaten bei aktuell gängigen Therapiemethoden. Manche Erkrankte überleben länger, nur wenige jedoch mehrere Jahre.

zuvor. Diesmal stand ich vor der Wahl zwischen Schulmedizin oder komplementärer Behandlung. Ich haderte lange mit mir. Erneut entschied ich mich für die OP, ich entschied mich also auch hier wieder für die Schulmedizin, obgleich es mir immer schlechter und schlechter ging.
Jetzt, erneut ein Jahr später, muss ich wieder wählen … Doch nun ändere ich meinen Kurs. Ich, der ich als rationaler Mensch immer auf der Seite der Schulmedizin war, werde nun weder die Abzweigung Schulmedizin, noch komplementär wählen, sondern ich werde einen Heiler, einen Schamanen in Sri Lanka aufsuchen. Das hätte ich selbst nicht von mir gedacht. Ich dachte, ich würde immer auf die Ärzte hören und kämpfen bis zuletzt. Doch jetzt reise ich als letzten Versuch nach Sri Lanka. Wenn es nicht hilft, möchte ich in Ruhe und Frieden sterben dürfen. Meine Frau kann das kaum verstehen. Sie sagt, so kennt sie mich nicht. Ich erlebe es jedoch als stimmigen Kurswechsel durch die Erkrankung und es ist mein Leben.“

Ich renovierte mein ganzes Leben

Guido erzählt mir, dass ihn die Krebs-Diagnose wie ein Schlag traf. „Damals war ich 38 Jahre. Drei Jahre später erkrankte ich erneut. Die darauffolgenden Operationen, Chemotherapien und Bestrahlungen nahmen mir alle Energie, ich war viel Zuhause und mein Leben verlief irgendwie in Zeitlupe. Plötzlich hatte ich viel Zeit, um über mein Leben nachzudenken: Wo stehe ich? Was will ich? Erfüllt mich mein Beruf noch? Diese Fragen begleiteten mich auch im Sinne einer ganzheitlichen Heilung. Ich wollte mein Leben auch seelisch gesünder leben. Ich lernte zu meditieren, zu schreiben, zu singen. Diese Renovierung meines Lebens war eine tiefgreifende innere Veränderung auf der seelisch-geistigen Ebene, während der Krebs tiefgreifende Veränderungen in meinem Körper verursachte."

Weckruf für mein Leben

Vor drei Jahren bekam Rosemarie ihre Diagnose: schwarzer Hautkrebs. Er war weg, doch jetzt, jetzt ist er wieder da und mit ihm auch noch Hirnmetastasen. Wir sehen uns nach knapp zwei Jahren wieder, eine herzliche Begrüßung folgt. Sie fragt, wie es mir geht. Ich bin beschämt und sage: „Ich müsste dich fragen, aber angesichts dessen, dass du mich hier herrufst ...?" Sie nickt. „Ja. Es ist wieder da und noch viel schlimmer. Aber es ist nicht schlimm, ich hatte noch einmal zwei schöne Jahre und ich habe damals vieles verändert. In der Zeit lebte ich viel intensiver, hörte auf mich, auf meine innere Stimme und meine inneren Wünsche. Ich erfüllte mir einen großen Lebenstraum, eine große Rundreise. Ich wollte einfach noch rumkommen, einiges von der Welt sehen, das hab ich dann auch umgesetzt. Wir waren beispielsweise bei den Pyramiden, da wollte ich immer schon mal hin. Die Ersterkrankung damals war wie ein Weckruf für mich zu leben."

Es ist nie zu spät,
der zu werden,
der du hättest sein können.

George Eliot

Die Diagnose stellte mein Leben völlig auf den Kopf

Nachdem Dario mit der aussichtslosen Diagnose konfrontiert worden war, sei er zunächst komplett „durch den Wind gewesen“ und habe gedacht: „Das war es jetzt, dein Leben ist hiermit zu Ende.“ Er erlebte ein regelrechtes Wechselbad der Gefühle. Sehr bald wurde ihm klar, sein Leben stehe nun sowieso schon Kopf, also könne er dies als Chance nutzen, einiges zu verändern. Dario richtete sein Leben neu aus: Er begann mit Yoga, fing an zu walken, zu joggen, auch ernährt er sich gesünder, hegt und pflegt Freundschaften und machte sich obendrein beruflich selbstständig. Seine Krankheit betrachtet er daher als etwas, was neben der Todesangst und allem Negativen auch Positives mit sich brachte.

Tiefgreifende Veränderungen
geschehen nicht über Nacht.

Dalai Lama

Auch wenn Veränderungen eher ein Prozess sind und nicht über Nacht geschehen, wie Dalai Lama in seinem vorrangehende Zitat sagt, so beginnt Veränderung mit dem ersten Schritt und den muss man irgendwann einfach gehen. Fang gleich heute damit an!

22. Kämpfe! Gib nicht auf!

Ich habe mich verloren und später wiedergefunden

„Schau mich an, mein Körper ist völlig entstellt. Bis heute kann ich mich kaum im Spiegel anschauen, das bin einfach nicht ich. Ich habe mich, meinen Körper, mein Leben verloren“, erzählt Lisa. „Ich bin mir so fremd geworden. Ich wünschte, ich müsste nicht mehr kämpfen, tagtäglich aufs Neue, sondern würde endlich meinen Frieden finden. Und dann kommen immer wieder die Gesunden und sagen mir, ich müsse kämpfen. Das macht mich oft wütend und trotzdem ich weiß selbst, wenn ich nicht kämpfe, wenn ich mich aufgebe, dann hab ich wohl ganz verloren. Wenn ich wieder einmal keine Kraft mehr habe zu kämpfen, dann sage ich mir: ‚Gib nicht auf, bleib dran! Und wenn es ganz schlimm wird, dann lese ich meinen Text, den ich bei dir in der Onko-Schreibwerkstatt verfasst habe, durch. Das gibt mir Kraft, denn dann spüre ich die Kraft, die ich hatte, als ich es verfasst habe. Die Kraft ist ja irgendwo hier in mir drin. Durch das Schreiben habe ich mich letztlich wieder gefunden.“

Gib nicht auf!
Bleib dran!
Leide – ja!
Weine – ja!
Heule, schreie, fluche!
Werfe die Pantoffel gegen die Wand,

zerknülle den Arztbrief,
rufe: Warum? Warum nur ich?
Dann aber kämpf weiter!
Mach weiter und gib nicht auf!
Gib dich nicht auf!
Es lohnt sich
für dich, für deine Familie, für dein Leben,
für alles, was du bisher erreicht hast,
für dein Lächeln,
für die Sonne, für die Wolken, den Wind!
Kämpfe!
Versuche es weiter!
Und dann stell dir vor, wie es wäre,
wenn du kerngesund bist.
Schließe die Augen, träume davon, wache auf.
Und dann erreiche es und
lass daraus DEINE Realität werden!!!
Denn wenn du es bis dahin geschafft hast,
dann geh weiter, weiter geradeaus,
raus hier,
weg vom Krebs!
Kämpfe,
fighte!
Yes!
Du schaffst das!

Die „Onko-Schreibwerkstatt“ war ein Angebot in Rahmen meiner Arbeit in der Krebsberatungsstelle: Schreiben als Therapie-, Selbsthilfe- und Verarbeitungsmethode.

Atme! Kämpfe!

Angelica hatte Brustkrebs. Sie war während einer Chemo so am Ende, dass sie bewusstlos wurde. Doch ihre kleine Tochter mit sieben Jahren kletterte aufs Bett und rüttelte und schüttelte sie: „Mama, atme, kämpfe!" Sie erzählt: „Das habe ich gehört und höre es seither immer wieder! Ihre Stimme begleitet mich seither wie ein Auftrag. Und ich habe wahrlich gekämpft und gewonnen. Es hat sich doppelt gelohnt, für meine Tochter und für mich. Heute kämpfe ich für junge Mütter, die ebenfalls erkrankt sind. Ich sage ihnen genau den Satz meiner süßen kleinen Prinzessin, damit sie auch überleben, für ihre Kinder und für sich!"

Noch einmal Margeriten pflücken

Die 69jährige Bärbel ist an Lungenkrebs erkrankt. Sie wird von ihrer Tochter, die wieder schwanger ist, gebeten, noch zu kämpfen, um das Baby sehen zu können. Doch das würde noch Monate dauern. Bärbel schüttelt den Kopf und winkt erneut ab. Da sagt die 3jährige Enkelin: „Oma, aber nächstes Mal noch einmal Blumen pflücken!" Die Oma nickt ihrer Enkelin zu und sagt: „Ja, solange schaffe ich es noch, um noch einmal Margeriten zu pflücken." Sie schaffte es tatsächlich. Als das Margeritenfeld neben ihrer Terrasse zu blühen begann, nur zwei Wochen später, konnte sie die Blumen zwar nicht mehr selbst pflücken, aber die Tochter und ihre Enkelin gingen hinaus, pflückten je eine Margerite und legten sie der Omi in die Hände. Tatsächlich nahm sie die Margeriten noch war, freute sich daran und murmelte: „Dann kann ich jetzt gehen." Noch am selben Tag starb sie.

Dieses „noch einmal" hält viele Sterbende auf, um noch einige Tage zu kämpfen, sei es bis die Tochter aus Israel da ist, der Sohn von weit angereist ist, Kinder geboren werden, der Flieder noch einmal blüht ...
Häufig ist dieses „noch einmal" mit einem letzten Wunsch, einer Sehnsucht verbunden, die Sterbende warten und kämpfen lässt. Immer wieder ist es berührend, dies zu beobachten.

Kämpfen heißt auch, eine Entscheidung zu treffen.

Jetzt muss ich mich entscheiden

Manfred erzählt mir, wie schwer die Zeit im Krankenhaus und die Chemos waren. „Einmal hatte ich so nen Tiefpunkt, lag in meinem Bett und dachte: ‚Jetzt musst du dich entscheiden, Manfred, für die Gesundheit oder für die Krankheit.' Diese Phase dauerte beinahe drei Monate an. Da war ich ganz weit unten, hatte Todesängste und plante bereits konkret meine Beerdigung, bis es zu dem entscheidenden Moment kam und ich mich für den Kampf gegen die Krankheit und für mein Leben entschied. Ganz bewusst. Dann ging es steil bergauf. Bis heute, denn seither versuche ich, wirklich zu leben!

Ein Kalenderspruch besagt: Alle sagten, das geht nicht! Dann kam einer, der wusste das nicht und hat's einfach gemacht."

Meine Nichte will ich noch kennenlernen

Tabea, 29 Jahre alt, lebt seit drei Jahren mit der Diagnose Vulvakrebs. In diesen drei Jahren bekam sie das volle Programm der Schulmedizin, etliche Ops, Chemotherapie, Strahlentherapie. Sie erzählt mir davon, dass sie nun nicht mehr kämpfen kann und will. „Wozu?", fragt sie mich. „Es hat eh keinen Sinn mehr. Der Krebs wird mich niederstrecken. Ich weiß nicht mehr, wofür es sich zu kämpfen lohnt. Und trotzdem sagen mir alle: ‚Du musst jetzt kämpfen!' Wer sagt mir, dass ich den Kampf nicht längst verloren habe?"

Ich zeigte sehr viel Verständnis und sie bedankte sich dafür, dass ich nicht auch mit dem „Du-musst-aber-kämpfen-und-darfst-dich-nicht-aufgeben!" daherkam. Eine Woche später erreicht mich eine Nachricht auf der Mailbox, ob ich sie noch einmal besuchen käme. Als ich ihr Zimmer betrat, zeigt sie mir ein Ultraschallbild ihrer schwangeren Schwester. Sie war wie ausgewechselt, denn das wolle sie noch miterleben, sie habe den Kampf wieder aufgenommen, denn sie wolle ihre Nichte kennenlernen.

Erstaunlich, was Menschen kämpfen und somit überleben lässt.

Wofür würdest du kämpfen?

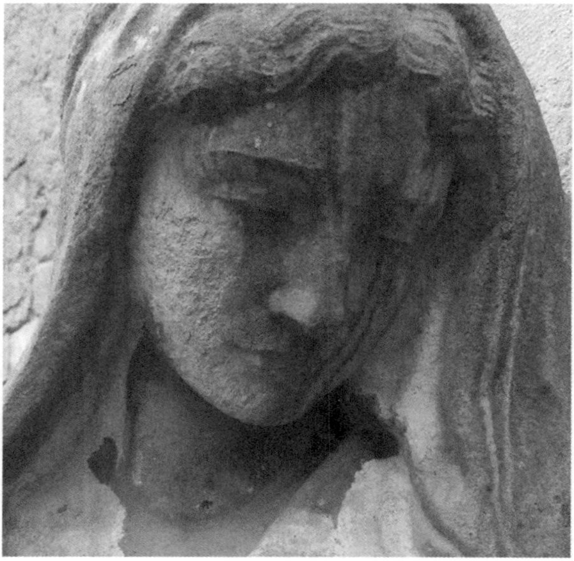

23. Sieh alle Menschen als gleich an!

Kriege entstehen,
weil wir nicht begreifen,
dass wir alle Menschen sind.

Dalai Lama

Nun habe ich so viele Menschen auf ihrem letzten Lebensweg bis in ihren Tod begleitet und wenn sie dann so vor mir tot in ihrem Bett liegen, drängt sich mir immer wieder ein Gedanke auf: Wir sind alle gleich, letztlich sind wir alle sterblich, egal, ob wir reich oder arm, gesund oder krank, groß oder klein, Präsident oder obdachlos sind, viele Freunde oder wenige haben. Und immer wieder denke ich, auch ich bin nur einer dieser vielen Menschen auf dieser Erde, wie alle, bei aller Besonderheit und Individualität. Dennoch sind wir alle gleich, spätestens in unserer Sterbestunde – ähnlich wie am Anfang in der Geburtsstunde.

Irgendwann sind wir alle futsch

Herbert erzählt mir bei meinem Besuch im Hospiz von seinem heutigen Aha-Erlebnis: „Am ENDE liegen wir alle in einem Grab, so oder so, vielleicht in einer Urne, aber wir kommen alle weg, futsch. Mausetot sind wir dann ALLE. Das wurde ihm heute, als er seine Bestattung regelte, erneut bewusst. Da liegst du dann unter der Erde und bist einfach weg."

Die Allgemeine Erklärung der Menschenrechte der Vereinten Nationen verkündet in Art. 1 Satz 1: Alle Menschen sind frei und gleich an Würde und Rechten geboren. Das bedeutet: Alle Menschen haben die gleichen Rechte.
In Artikel 7 (Gleichheit vor dem Gesetz) geht es weiter: Alle Menschen sind vor dem Gesetz gleich und haben ohne Unterschied Anspruch auf gleichen Schutz durch das Gesetz. Alle haben Anspruch auf gleichen Schutz gegen jede Diskriminierung, die gegen diese Erklärung verstößt, und gegen jede Aufhetzung zu einer derartigen Diskriminierung.

Und in der Bibel in Römer 2,11 steht: **„Vor Gott sind alle Menschen gleich."**

Schon ein altes Sprichwort weiß: **„Arm oder reich, am Ende sind wir alle gleich."**

Hier bei uns auf der Zielgeraden sind alle gleich

Als ich zu einem Besuch auf die Palliativstation kam, sagte die Krankenschwester Edith zu mir: „Gut, dass du kommst, hier ist was los! Heute kannst du hier durch alle Schichten unserer Gesellschaft Sterbende begleiten." Ich schaue sie fragend an und sie sagt weiter: „Na ja, im Sterben sind wir alle gleich, wenn schon nicht im Leben, dann hier bei uns auf der Zielgerade." Erst später verstand ich, was sie meinte. Es waren nämlich mehrere Menschen „final", sprich sterbend. Das war wirklich skurril: In Zimmer eins lag der reiche Investmentbanker und im Zimmer daneben der arme ehemals Obdachlose. Sterben mussten an diesem Tage beide.

Egal, wie „wichtig“ wir im Leben waren, egal, wieviel Einfluss, wieviel Geld und Besitztümer wir im Leben haben, unsere Sterbebetten sind alle nur zwei Quadratmeter groß und auch die Särge oder Urnen sind für alle Menschen gleich groß. Auch wenn manch einer sich selbst im Tod noch wichtiger nimmt als andere, selbst da noch den größten, schönsten teuersten Sarg benötigt, Tod ist Tod, wir können alle nichts mit „hinübernehmen“, da geht es uns allen gleich.

Ob 120 Mutterkühe oder sechs Milchkühe – am Ende sind wir beide nackt

Hubert, ein gläubiger Bauer, Großgrundbesitzer mit 120 Mutter-Kühen, liegt im Pflegebett und fragt: „Und für was war das nun alles gut? Die Plagerei? Die viele harte Arbeit? Um immer mehr und mehr Land zu besitzen, im Dorf der ‚größte‘ und reichste Bauer zu sein? Zwei Zimmer weiter liegt Sepp, er ist der ‚kleinste‘ Bauer bei uns im Dorf“, sagt Hubert, „mit nur sechs Milchkühen zum Schluss im Stall, aber das sagt jetzt nichts mehr aus. Jetzt liegen wir beide hier und werden sterben. Darüber habe ich im Leben nie nachgedacht, ich wollte immer noch mehr und noch mehr, war stolz darauf, welch großes Reich ich mir geschaffen hatte. Doch jetzt scheint mir das alles so völlig sinnlos und unwesentlich. Eigentlich hat es der Sepp schöner gehabt, denn er hat irgendwann einige Kühe abgegeben, Ländereien verkauft und verpachtet. Warum hab ich das nicht gemacht? Na ja, daliegen müssen wir nun beide, so oder so. Und dann liegen wir beide völlig nackt im Sarg, er genauso wie ich, im kalten finstren Grab."

Alle Menschen streben danach,
ihr Leben zu verbessern.

Dalai Lama

Auch die sind dann „nur" tot

„Wenn mir im Leben große Ungerechtigkeiten begegnet sind oder mich irgendwer „von oben herab" behandelte, jemand meinte, er sei was Besseres und alle anderen dies spüren ließ", sagt Jana, eine 41jährige schwerstkranke Frau, deren Tage gezählt sind, dann sage ich mir, seit ich erkrankt bin: „Wir landen irgendwann alle nur im Grab, da ist es dann egal, ob reich oder arm, ob Reinigungsfee oder Bundeskanzler, Promi A oder Promi C, Porsche- oder Fahrradfahrer. Spätestens im Tode sind wir alle gleich, ohne Ausnahme. Das hilft mir dann, mich nicht aufzuregen, mich zu entspannen. Selbst die, die sich den teuersten Sarg leisten können, ihre Beerdigung zu einem rauschenden Fest machen, auch die sind dann tot. Einfach nur tot."

So habe ich das bis zum Kennenlernen von Jana noch nie gesehen. Den Gedanken nehme ich mir mit. Manchmal gelingt es mir, diesen zu visualisieren, gerade dann, wenn ich mich ungerecht behandelt fühle.

Sind für dich alle Menschen gleich? Oder machst du einen Unterschied zwischen einer Reinigungsfrau, einem Obdachlosen, einem erfolgreichen Arzt?
Warum? Woher kommt das?

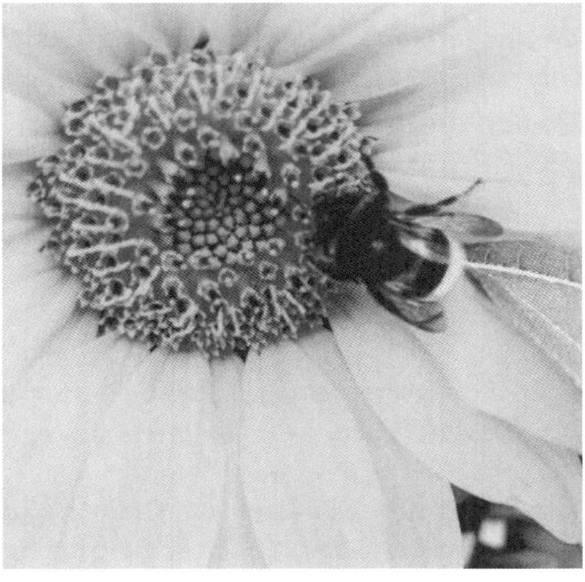

24. Liebe dich selbst!

Verbringe jeden Tag einige Zeit mit dir selbst.

Dalai Lama

Jetzt mag ich mich

Carina erzählt mir, dass sie sich in ihrer Jugend selbst extrem ablehnte und abwertete. Sie fühlte sich in ihrem eigenen Körper nicht wohl und nicht Zuhause. Erst als erwachsene Frau wurde dies besser, doch dann kam der Hammer: die Diagnose Krebs. „Sogleich dachte ich: ‚Das darf nicht wahr sein, nun verlässt mich mein Scheiß-Körper auch noch, beziehungsweise zerfrisst und zerstört sich auch noch selbst.' So veränderte der Krebs nicht nur mein Leben, sondern vor allem meine Persönlichkeit. Ich lernte mich mit meinem Körper zu verbünden, gegen den Krebs zu kämpfen und ich gewann den Kampf. Ich gelte seit sieben Jahren als geheilt und ich mag mich und meinen Körper seither. Ich bin dankbar, in ihm zu wohnen. Auch behandle ich mich seither viel besser, ich achte auf mich und meinen Körper."

Nichts ist wichtiger als ein gesundes Selbstwertgefühl und sich selbst zu lieben. Aber warum?

1. Nur wer sich selbst liebt, kann auch das Lebens und andere lieben. Daher kommt das Sprichwort: „Ach, der mag sich doch selber nicht!"

2. Nach meiner Erfahrung werden die Dinge leichter, wenn man sich liebt. Denn wer sich selbst liebt, hört auf zu versuchen, ständig die Anerkennung und Aufmerksamkeit im Außen von anderen Menschen zu bekommen.
3. Wer sich liebt, ist entspannter und stabiler, selbst wenn die Welt um einen herum manchmal negativ oder unsicher ist.
4. Ein gesundes Selbstwertgefühl und Selbstliebe machen glücklicher.

Ich war immer nur für andere da

Gisela ist eine Ärztin mit Leib und Seele. Sie hat eine eigene Hausarztpraxis auf dem Land. Sie erzählt mir: „Ich habe viel zu lange nicht auf mich geachtet, war immer nur für andere Menschen da." Sie hat eine ständig übervolle Praxis, weil sie eine überaus empathische, herzliche Ärztin war, immer bereit, auch noch spät abends und in der Not Menschen zu besuchen. Jetzt, mit 55 Jahren, sitzt sie vor mir und sagt: „Nimm dir Zeit für dich selbst, Marion. Du lebst auch nur für andere, nimmst du dir genug Zeit für dich? Wie wird es dir einmal in deinem Sterbebett gehen?"

Puuuuh, zunächst dachte ich: „Pure Projektion!" Ich war fast auch ein wenig wütend. Aber doch, ja, sie hat recht. Ich teile mir meine Lebenszeit nun besser ein (meistens, denn ich liebe ja, was ich tue) und achte auf mich, auf meine Selbstliebe-Einheiten.

Hier geht es nicht um Egoismus, allenfalls um „gesunden Egoismus". Es geht darum, sich selbst besser kennenzulernen und sich auch hin und wieder selbst etwas Gutes tun.
Versuche immer wieder Zeiten einzuplanen, die nur für dich selbst sind. Zeiten, die du so gestaltest, wie es für dich gerade am besten ist. Brauchst du ein wenig Ruhe, willst du abschalten und entspannen? Oder konntest du schon länger einem Hobby nicht mehr nachgehen, weil einfach zu viel Stress war? Wann hast du eigentlich zum letzten Mal hinterfragt, ob du momentan wirklich zufrieden und glücklich bist – oder was sich ändern müssten, um diesen Zustand zu erreichen? In der Zeit, die du nur dir schenkst, könntest du all dem nachgehen.

Du selbst,
genauso wie jeder andere im ganzen Universum,
verdienst deine Liebe und Zuneigung.

Buddha

Was sollte ich mit mir anfangen?

„Früher habe ich mich und mein Leben nicht gemocht", sagt Moritz. Inzwischen hat er etliche Operationen hinter sich, erst am Darm, dann auch noch an den Geschlechtsteilen. „Mit der Psychoonkologin habe ich dann an meiner Selbstliebe gearbeitet, das war vorher ein Fremdwort für mich. Ich war so froh und dankbar, den Krebs besiegt und überlebt zu haben. Das hätte auch anders sein können. Erst die Erkrankung zeigte

mir, wie gerne ich mich und mein Leben doch mag, dass ich daran hänge und dafür kämpfe. Seit Herbst bin ich nun in Rente, auch das war noch eine schwierige Herausforderung für meine Therapeutin und mich, denn was sollte ich mit meiner vielen neuen freien Zeit anfangen? Was sollte ich mit mir anfangen?" Der 65jährige Mann achtet nun auf sich, geht besser mit sich um. Er macht, was ihm und seinem Körper gut tut. Er geht nun wandern, trifft sich mit Freunden, genießt sein Leben in vollen Zügen, „weil ich jetzt weiß, dass es auch ganz schnell vorbei sein kann!"

Frage dich immer wieder:

- Liebst du dich selbst?
- Kümmerst du dich genug um dich?
- Tust du dir oft genug Gutes?
- Verbringst du auch mal nur Zeit mit dir selbst?

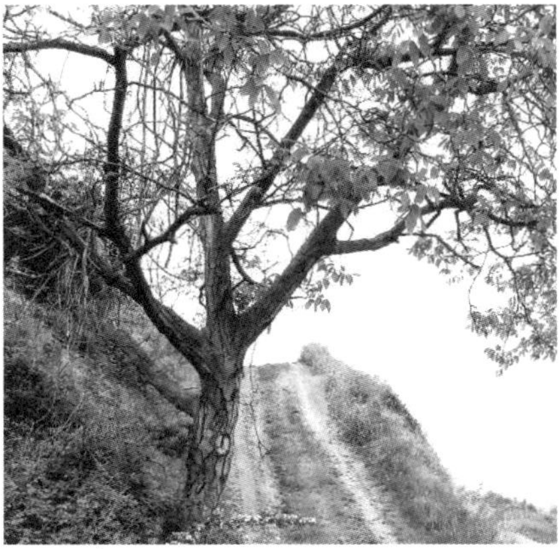

25. Übe dich in Gelassenheit!

Die Gelassenheit ist eine anmutige Form des Selbstbewusstseins.

Marie von Ebner-Eschenbach

Hat es dich jemals weitergebracht, dich ewig lange über eine nervige Kollegin, den unfreundlichen Busfahrer oder den „depperten Chef" aufzuregen? Sich tagelang über Dinge zu ärgern, frustriert oder wütend zu sein, obgleich man am Ende auch nichts an der Situation ändern kann, bringt nichts. Wäre es dann nicht besser, zu lernen, damit entspannter und gelassener umzugehen? Wie oft wünsche ich mir, ich könnte in bestimmten Situationen einfach gelassener sein.

Dazu gibt es das bekannte „Gelassenheitsgebet":

Gott, gib mir die Gelassenheit, Dinge hinzunehmen, die ich nicht ändern kann, den Mut, Dinge zu ändern, die ich ändern kann, und die Weisheit, das eine vom anderen zu unterscheiden.

Altes Pilgergebet

Wie schön wäre es, sich diese Zeilen im nächsten Stau zu Herzen zu nehmen, anstatt zu schimpfen:

„Du Idiot!"
„Was für ein Trottel!"
„Hat seinen Führerschein im Lotto gewonnen?"
„Gehirnamputierte Menschen dürfen nicht ans Steuer!"

Es ist immer wieder ein Phänomen, dass eigentlich vernünftige, wohlerzogene Erwachsene plötzlich zu unflätigen, fluchenden Autofahrern werden und sich im Alltag aufgestaute Wut und Ungeduld entlädt.
Kennst du auch solche oder ähnliche Gefühlsausbrüche im Straßenverkehr?
Welche Sätze benutzt du als Verkehrsteilnehmer?

Mich bringt nichts mehr so schnell aus der Ruhe

„Weißt du, viele Dinge bringen mich nicht mehr aus der Ruhe, obwohl ich früher eher zu denen gehörte, die sich schnell in was reinsteigerten, sich laut ärgerten und aus jeder Mücke einen Elefanten machten. Doch dann wurde ich krank, das änderte wirklich alles, nichts war mehr, wie es war, die Welt, meine Familie, ja ich selbst", erzählt mir Benjamin. „Das war so: Erst hatte ich nur Kopfweh, nahm Schmerzmittel, wer geht schon wegen Kopfweh gleich zum Arzt? Doch mein Kopfweh verging nicht. Während mein Hausarzt und ich es zunächst nur auf meinen Stress schoben, bekam ich etliche Wochen später die Diagnose: Astrozytom[14]. Meine

---

[14] Astrozytome sind Hirntumore, bei denen zunächst nicht von Bösartigkeit ausgegangen wird. Wie viele Tumore verursachen sie zu Beginn der Erkrankung keine Beschwerden, sodass sie häufig erst in fortgeschrittenem Stadium entdeckt werden. Angesichts der räumlichen Enge in der Schädelhöhle sind Größe und Wachstum des Tumors von großer Bedeutung. Da es keine wirksamen Medikamente gegen Astrozytome gibt (die Chemotherapie ist nicht wirksam) und eine

erste Reaktion darauf war es, zu verneinen: „Nein, nicht ich, wir bauen gerade, meine Frau ist schwanger … Es gelang jedoch eine komplette chirurgische Entfernung des Tumors. Ich werde wieder gesund und eines weiß ich sicher, über Lappalien und irgendwelche Zipperlein rege ich mich nicht mehr auf, ich bin wesentlich gelassener. Mensch, ich hätte sterben können, aber ich darf noch hier sein!“

Gelassenheit ist neben der Persönlichkeit im Wesentlichen eine Frage der eigenen Grundeinstellung, ich sage immer „auch mal alle Fünfe gerade sein lassen können“ und genau das lehren mich meine Begleitungen jeden Tag neu. Sich zurücklehnen können, entspannt schauen, bevor man gleich und sofort impulsiv und aufgeregt reagiert – eben nicht gelassen.
Ein gelassener Mensch ist jemand, der seine innere Haltung und seinen Fokus auf „Ruhe“ eingestellt hat. Und zwar zu jedem Zeitpunkt. Gelassen bist du, wenn du im jetzigen Moment weder Ängste noch Stress spürst. Folgende Übung kann uns Gelassenheit lehren:

Ich nenne die Übung „Meine Minute“.
Setze dich drei Mal täglich hin, schließe die Augen, stelle einen Wecker oder dein Handy auf 60 Sekunden.

Bestrahlung nur in bestimmten Fällen hilft, bleibt oft nur die Operation.

Und nun: nichts tun, außer zu atmen und den Strom der Gedanken zu beobachten. Dabei bewertest du deine Gedanken nicht, lasse sie einfach kommen und gehen. Atme ein und aus, lasse die Gedanken kommen und gehen. 60 Sekunden lang.

So einfach lerne ich, gelassen zu sein? Ja, die Übung ist bewusst ganz einfach.
Angenommen, du arbeitest zehn Stunden am Tag. In diesen 600 Minuten bist du für Klienten, Kollegen, Vorgesetzte ... immer da und aufnahmebereit, da bist du kaum bei dir, sondern ständig auf „Gib-Acht-Stellung". Nimm dir dann von diesen 600 Minuten nur drei Minuten für dich selbst, in denen du dich nur dir und wirklich nur dir, nicht der Zigarette, dem Handy ... widmest. Dadurch schaffst du dir eine Insel der Ruhe und eine Auszeit zum Entschleunigen und Entspannen. Die Welt drumherum und der Trubel und Stress werden dadurch bestimmt nicht weniger, doch du erlebst diese Situationen dadurch wesentlich gelassener. Probiere es aus, du wirst erstaunt sein, wie viel mehr entspannt du bist.
Wenn es dir schwerfällt, diese 60 Sekunden wirklich nichts zu tun, dann eine einfachere Achtsamkeitsübung:
„Meine Tasse Tee".
Bei dieser Übung trinke eine Tasse Tee ganz bewusst Schluck für Schluck und konzentriere dich dabei nur auf das langsame und bewusste Austrinken des Tees, Schluck für Schluck. Setze dich dazu an einen angeneh-

men ruhigen Ort. Auch hier gilt wieder: nicht nebenbei sprechen, nicht ins Handy schauen ...
Es gut nur darum, bei sich zu bleiben und in dem Moment ganz bewusst diese Tasse Tee zu trinken.

Ich reg mich nicht mehr so viel auf

Raphael erzählt: „Seit der Diagnose COPD[15] *bin ich wesentlich entspannter. Ich rege mich nicht mehr über so viele Dinge auf, wenn sie nicht so laufen, wie ich mir das vorstelle. Dadurch werde ich und mein ganzes Leben einfacher und entspannter. Diese Ruhe überträgt sich sogar auf mein Umfeld. Ich merke, wie die Menschen um mich herum ebenfalls viel ruhiger werden und auch eine andere Sicht auf die Dinge entwickeln, um sich zu fragen: ‚Wie wichtig ist das?' Dadurch tritt eine Art Harmonie und Leichtigkeit um mich herum und in mir auf, was mich auch in schwierigen Situationen gelassener sein lässt. Für mich war die Erkrankung ein Weckruf, neu auf mein Leben zu schauen und mich in Gelassenheit zu üben. Diese Veränderung ist der größte Gewinn, den ich aus der Krankheit gezogen habe."*

---

[15] chronic obstructive pulmonary disease: Die COPD (chronic obstructive pulmonary disease) ist eine chronisch fortschreitende Erkrankung der Lunge. Sie ist durch entzündete und dauerhaft verengte Atemwege gekennzeichnet. Typische COPD-Symptome sind Husten mit Auswurf und Atemnot bei Belastung, später auch in Ruhe. Die Lebenserwartung bei COPD-Patienten hängt davon ab, wie stark die Atemwege verengt sind. Je stärker die Verengung, desto schlechter die Prognose.

Wie gelassen bist du?
Wie und worin findest du Ruhe und Gelassenheit?
In welchen Situationen würdest du dir mehr Gelassenheit wünschen?

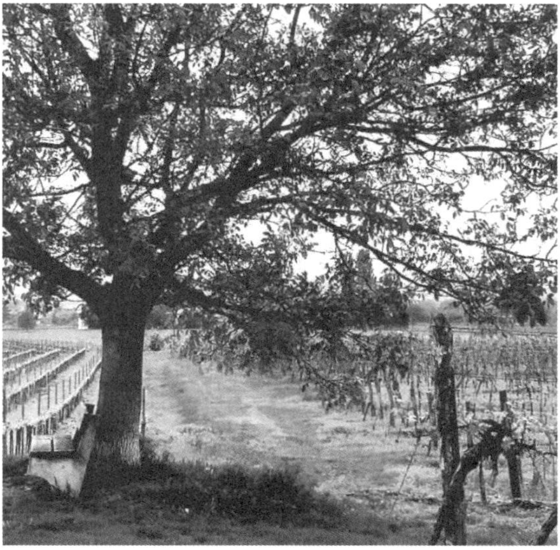

26. Lebe jeden Tag, als wäre es dein letzter Tag!

Lebe jeden Tag, als wäre es dein letzter, mindestens 300 Tage im Jahr! Für manchen klingt das vielleicht ein wenig pathetisch, doch die Botschaft dahinter ist ungemein wichtig für ein glückliches Leben: Carpe diem! Nutze den Tag! Dies sollte mehr als nur ein Motto sein, sondern als Lebensregel wirklich umgesetzt werden.

„Carpe diem" ist eine Sentenz aus der um 23 v. Chr. Entstandenen Ode „An Leukonoë" des römischen Dichters Horaz. Sie fordert in der Schlusszeile als Fazit des Gedichtes dazu auf, die knappe Lebenszeit heute zu genießen und das nicht auf den nächsten Tag zu verschieben. **Nutze den Tag; genieße den Augenblick!**

Ich kann nur noch von Tag zu Tag leben

Genauso lebt Robert seit seiner leider viel zu späten Diagnose: Morbus Wegener[16]. Die Prognose ist sehr schlecht. Er erzählt mir: „Ich habe nur noch wenige Monate und daher keine Pläne mehr, ich kann nur von Tag zu Tag leben. Dabei war ich immer jemand, der schon

---

[16] Morbus Wegener ist eine chronisch verlaufende, entzündliche Erkrankung der Blutgefäße, zusätzlich bilden sich knotenartige Verdickungen der Haut. Morbus Wegener wird zu den Autoimmunerkrankungen gezählt, ihre Ursachen sind jedoch noch nicht vollständig geklärt. Unbehandelt breitet sich Morbus Wegener im Körper aus und ein Befall der Lungen oder der Nieren kann tödlich enden.

wusste, wo es die nächsten zwei Urlaube mit meiner Frau hin geht, was ich ihr zum nächsten Geburtstag schenke ... Es ist schwer, nicht mehr nach vorne schauen zu können, nicht mehr zu wissen, wie lange dieses „nach vorne“ meine Zukunft sein wird. Deshalb habe ich beschlossen, nur noch von Tag zu Tag zu leben. Das entspannt mich sehr, ich lebe jeden Augenblick ganz anders, intensiver. Aber“, er lächelt verschmitzt, „du wirst es nicht glauben, ich habe für den nächsten Geburtstag meiner Frau eine Karte und ein Geschenk. Hilfst du mir dabei, es einzupacken und die Karte zu schreiben?“ Er hatte nach Entlassung aus der Palliativstation noch einige schöne Wochen Zuhause mit seiner Frau, bevor er ins Hospiz zog. Dort verstarb er am Tag des Geburtstages seiner Frau und konnte ihr das Geschenk noch geben.

Seither schenke ich den Menschen, die ich liebe, nicht mehr nur zum Geburtstag, sondern auch einfach mal so zwischendurch etwas und denke dabei an Robert.

Bestimmt kennst du das Sprichwort: „Lebe jeden Tag als wäre es dein letzter.“ Und bestimmt denkst du dir dabei, „was für ein Weltverbesserungsquatsch“ zu glauben, wir könnten jeden Tag so leben, als sei es unser letzter Tag hier auf Erden. Das funktioniert nicht so wie bei Sterbenden, die genau wissen, dass sie nicht mehr viel Zeit haben.

Natürlich kann so nicht jeder Tag in unserem Leben aussehen, aber es lohnt sich, sich mit dieser Frage auseinanderzusetzen. Gehe mal kurz in dich und überlege, was du tun würdest, wüsstest du, du hättest nur noch drei Tage zu leben.
Und? Schon ein paar Ideen? Notiere sie und prüfe, warum du es bisher noch nicht getan hast! Wie viele Tage verstreichen mehr oder weniger ungenutzt? Wie viele Vorhaben verwirfst du wieder, obwohl du dich schon lange danach sehnst, diese umzusetzen? **Niemand soll jeden Tag daran denken, dass er irgendwann stirbt, nein, doch sich bewusst zu machen, das unser aller Lebenszeit begrenzt ist, macht unsere Zeit umso wertvoller.**

Von heute auf morgen ist nichts mehr, wie es war

Toni sagt: „Nur Sekunden können dazu führen, dass von heute auf morgen plötzlich nichts mehr so ist, wie es war. So war es bei mir, als mir der Arzt mitteilte, dass ich einen bösartigen Tumor im Kopf habe. Unfassbar, denn mit sowas habe ich nicht gerechnet. Ich dachte, ich erhalte ein Rezept gegen meine Migräne und gut. Es war ein sonniger Donnerstag, als ich meinem Arzt gegenübersaß, er rang nach Worten. Er versuchte mir so schonend wie möglich beizubringen, dass ich dringend operiert werden müsste, am besten gleich morgen. Eins war mir nach dem ersten Schock sofort klar, wenn ich aus dieser OP erwache, sie überlebe, dann lebe ich jeden Tag, als sei es mein letzter Tag."

Wir sind wie Schmetterlinge,
die für einen Tag flattern und denken,
es ist für immer.

Carl Sagan

Meine Frau brachte mir bei, das Leben zu feiern

Ein Angehöriger einer Betroffenen, Bertold, stellt sich in der Selbsthilfegruppe vor: „Meine Frau hat den Krebs besiegt, sie ist mein Vorbild in Sachen positiver Einstellung. Sie hat mir beigebracht, das Leben zu feiern. In unserer 14jährigen Ehe war immer alles gut, wir arbeiteten beide hart und viel, denn wir hatten nur uns, keine Kinder, keinen Hund und wollten noch viel erreichen. Dann erhielt sie ihre Krebsdiagnose. Ich hatte so Angst um sie, sie zu verlieren. Meine Frau hingegen war sehr taff, letztlich hat sie mir beigebracht, das Leben zu feiern, jeden Tag. Wir arbeiten seither beide weniger, fahren mehr in Urlaub, auch mal zwei, drei Tage übers Wochenende. Wir haben uns eine gemeinsame Liste, was wir noch erleben wollen, geschrieben. Unser Blick auf die Welt, unser Leben, unsere Ehe und unsere Liebe hat sich verändert, wir genießen nun jeden Moment ganz anders, wie neu. Insofern kann ich sagen, die Erkrankung, so schlimm es war, hat uns und unser Leben wahrlich bereichert."

Jeder Sekundenschlag reißt uns dem Sterbebett näher.

Ludwig Christoph Heinrich Hölty

Lebe jeden Tag, jeden Augenblick

„Es kann jeden treffen, von heute auf morgen, deshalb lebe jeden Tag, jeden Augenblick", sagt Stephano. „Wenn der Tumor nicht eines Morgens ganz massiv geblutet hätte und ich nicht aus diesem Grund zu meinem Arzt gegangen wäre, würde ich heute nicht mehr leben. Bis zu dieser Blutung hatte ich keinerlei Beschwerden, keine Verdauungsprobleme, keinen Gewichtsverlust und keine Bauchschmerzen, nur Rückenschmerzen, die ich jedoch auf meine schwere Arbeit am Bau schob. Es war dann Darmkrebs. Ich wurde operiert und bestrahlt und bin seit vier Jahren gesund, auch wenn ich bei jeder Koloskopie[17] Angst habe. Andererseits erinnert mich diese Angst daran, dass das Leben nicht selbstverständlich ist und ich es täglich schätzen und genießen sollte."

Ich weiß nicht, ob ich nochmal nach Hause komme

Sascha erzählt mir, immer noch unter Schock: „Vor knapp zwei Wochen bin ich morgens wach geworden und wollte ganz normal zur Arbeit gehen. Aber dann hatte ich plötzlich enorme Blutungen. Erst dachte ich noch, das vergeht schon wieder. Aber auch beim nächsten Toilettengang hatte ich viel Blut im Stuhl. Außerdem hatte ich wahnsinnige Kreislaufbeschwerden. Ich habe Angst bekommen und ließ mich von einem

---

[17] Die Koloskopie ist eine Darmuntersuchung, bei der der gesamte Dickdarm vom After bis zum Blinddarm mithilfe eines etwa 1,5 Meter langen Endoskops (Koloskop) untersucht wird.

Kollegen zu meinem Hausarzt fahren. Der rief die Rettung, schwupp lag ich hier, wurde notoperiert und weiß trotzdem noch nicht, ob ich noch mal nach Hause kommen werde oder ob ich besser jeden Tag als letzten abhaken sollte."

Lebst du jeden Tag, als wäre es dein letzter? Nimm dir Robert, Toni, Bertold, Stephano und Sascha als Vorbild!

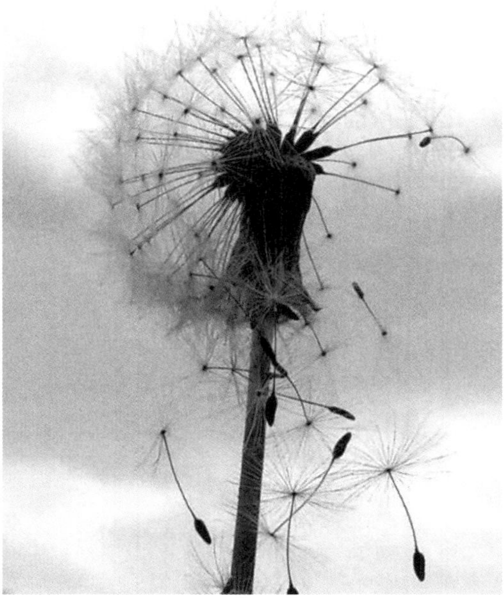

27. Übe dich in Achtsamkeit!

Achtsamkeit ist eine Haltung, eine Lebenseinstellung, eine Art zu leben und Ereignisse zu verarbeiten, die uns aufmerksam(er) und dankbar(er) macht.
Wir sollten uns daher alle in Achtsamkeit üben, täglich aufs Neue. Achtsamkeit für uns selbst, für unsere Mitmenschen, andere Lebewesen und die Welt – unsere Erde.

Achtsam zu sein, bedeutet:

- Du bist präsent in diesem Augenblick.
- Du nimmst wahr, was gerade ist.
- Du erfreust dich an allem, was geschieht, nimmst alles erst einmal an.
- Du wertest nicht alles sogleich und sofort.
- Du gibst dich im Hier und Jetzt dem Augenblick hin.
- Du nimmst auch unerfreuliche Ereignisse als das wahr, was sie sind.

Sich in Achtsamkeit üben und zu leben, kann sich positiv auf dein Wohlbefinden und auf deine Lebensfreude auswirken.
Kennst du das auch: eine Wartesituation an einer ewig langen Schlange beim Einkauf und die damit verbundene Ungeduld? Wie schön wäre es, sich anstatt der sekündlich mehr und mehr aufkeimenden inneren Unruhe, Ungeduld und Wut in Achtsamkeit zu üben. Dann kommt nun hier für die nächste Warteschlange oder

auch für andere stressige Situation eine Achtsamkeits-Übung für dich.

Konzentriere dich bewusst auf deine fünf Sinne.

1. **Hören** – Was höre ich genau jetzt? Welche Geräusche, Klänge und Töne in unmittelbarer Nähe, welche in der Ferne? Sind es viele Geräusche oder eher wenige? Welches ist das lauteste, das präsenteste, welches das leiseste?

2. **Spüren/Fühlen** – Was spüre ich wo in/an meinem Körper? Wie nehme ich die Umgebungstemperatur wahr? Wie ist mein Atem? Wie/was fühle ich gerade?

3. **Schmecken** – Was schmecke ich jetzt? Habe ich einen eher süßen, salzigen, bitteren, sauren Geschmack im Mund? Oder ist mein Mund/Hals eher trocken?

4. **Riechen** – Rieche ich etwas, was genau? Woher kommt der Duft?

5. **Sehen** – Was sehe ich, wenn ich nach unten, oben, seitlich, geradeaus blicke? Was ist neu, was ist mir noch nie aufgefallen? Welche Farbe überwiegt in meinem Blickfeld? Was bewegt sich?

Einfach nur atmen können

Bernhard, 56 Jahre, an IPF[18] *und einer Herzinsuffizienz erkrankt. Er sagt mir, wie froh und dankbar er ist, dass ich ihn auf der Palliativstation besuche. Er habe eben etwas Morphin erhalten und das Wasser aus der Lunge wurde gerade über den Katheder abgelassen. Noch hustet er ein wenig, sagt aber, dass es gleich besser wird. Dann strahlt er und sagt: „Weißt du, wie geil es ist, einfach atmen zu können? Mir muss über diese Brustkorbdrainage", er zeigt mir den Schlauch, „immer wieder das Wasser abgelassen werden. Das Gefühl danach ist herrlich, es dauert zwar nicht lange an, denn dann sammelt sich das Wasser wieder und ich bekomme wieder schlechter Luft, aber die Zeit nach dem Wasser-Ablassen ist einfach geil. Entschuldige diesen Begriff, aber er beschreibt es wirklich trefflichst." In dem Moment weiß ich bereits, welche Übung ich heute nach meinem Dienst machen werde. Eine Atemübung, denn ich spüre bei jedem Wort, bei jedem Atemzug von Bernhard, wie froh und dankbar ich bin, atmen zu können.*

---

[18] Die idiopathische Lungenfibrose (kurz IPF) ist eine schwerwiegende chronische Erkrankung mit meist tödlichem Ausgang, welche durch eine stetige Abnahme der Lungenfunktion gekennzeichnet ist. Es treten Symptome wie Kurzatmigkeit und Luftnot, auch in Ruhe, auf. Weitere Symptome sind Husten und eine beschleunigte flache Atmung, was sich in der Regel fortlaufend verschlechtert. Der dadurch entstehende Mangel an Sauerstoff schränkt die körperliche Leistungsfähigkeit stark ein.

Nun zu meiner achtsamen Atemübung:

Atmung wahrnehmen

Die Atmung ist eigentlich ein automatischer Vorgang, daher schenken wir diesem Vorgang auch kaum Beachtung.
Für diese Achtsamkeitsübung wird die Wahrnehmung bewusst auf unsere Atmung gelenkt.

Und das geht so:

1. Schließe die Augen.
2. Lege eine Hand auf deinen Bauch.
3. Atme durch die Nase tief in den Bauch hinein und nimm diese Atmung bewusst wahr.
4. Stell dir beim Einatmen eine Farbe oder einen wohltuenden Duft vor, den du aufsaugst und der dann deinen ganzen Körper durchströmt.
5. Das Ausatmen erfolgt durch den Mund. Dabei stell dir bitte vor, wie du eine Pusteblume in den Wind bläst.
6. Atme so oft du magst ein und aus … und nimm dabei jeden Atemzug bewusst wahr.

Gehen können war selbstverständlich

Ricarda durfte ich in ihrem häuslichen Umfeld kennenlernen und begleiten. Metastasen fesseln sie inzwischen an einen Rollstuhl. Sie erzählt mir: „Nie dachte ich, ich würde mich einmal über so etwas Banales wie „Laufenkönnen“, einen Schritt vor den anderen zu tun, freuen und mich danach sehnen! Na ja, aber nun ist es so, weil es für mich nun nicht mehr banal ist, laufen zu können. Meine Schwester, die ich immer belächelt habe, sie ist etwas anders, esoterisch eben, machte Meditationswanderungen und Spaziergänge, in denen Menschen einfach Schritt für Schritt bewusst wahrnehmen. Darüber habe ich immer gelacht, doch heute, heute würde ich so gerne einen solchen Meditations-Gang mitmachen, Schritt für Schritt auf meinen eigenen Füßen."

Wie sehr wir auf das Gehen angewiesen sind, merken wir in der Regel erst dann, wenn die Beine uns infolge einer Verletzung, Erkrankung oder aufgrund des Alters nicht mehr tragen können. Ähnlich wie das Atmen ist auch das Gehen zu einem selbstverständlichen automatischen Vorgang für uns geworden, über den wir uns gar keine Gedanken machen. Täglich legen wir zahlreiche Schritte zurück, ohne dass uns das so recht bewusst ist. In der nachfolgenden Achtsamkeitsübung geht es darum, Schritt für Schritt bewusst zu gehen.

Schritte-Übung:

1. Geh drauflos, Schritt für Schritt.
2. Lenk deine Aufmerksamkeit dabei auf deine Schritte.
3. Nimm den Boden unter deinen Füßen wahr.
4. Nimm deinen Takt beim Gehen wahr.
5. Wie gehst du? Schweren oder leichten Fußes?
6. Versuche dann einmal, bewusst die Ferse zuerst aufzusetzen und die Zehen dann vollständig

abzurollen, so als ob du komplette Fußabdrücke im Sand hinterlassen wolltest.

7. Dann kehre wieder zu deinem eigenen Rhythmus und Takt, deinem Gang zurück.

Du wirst merken, dass dem Gehen ein harmonischer Rhythmus zugrunde liegt – und zwar ein persönlicher, denn jeder von uns verfügt über ein individuelles Gangmuster. Nicht umsonst sind alle ausgelatschten Schuhe unterschiedlich ausgelatscht.

Beginne heute mit den Achtsamkeitsübungen und zaubere so gleichzeitig mehr Glück, Zufriedenheit und Ausgeglichenheit in dein Leben!

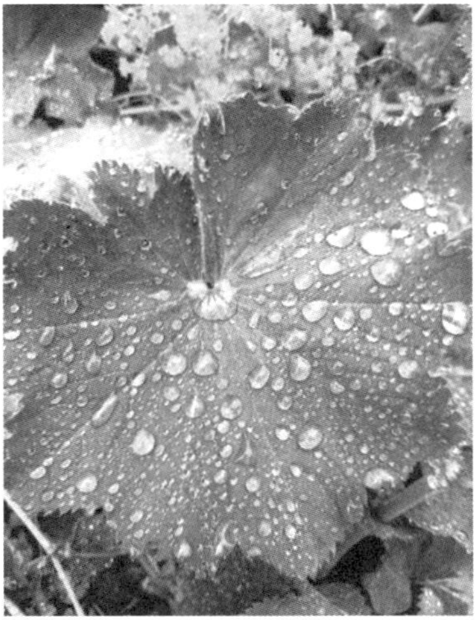

28. Quäle dich nicht mit Sorgen!

Wenn man allein ist,
kommen die Sorgen uneingeladen zu Gast.

Flämisches Sprichwort

Sorgen sind Lebenszeitverschwendung
Tiffanys Ratschlag fürs Leben ist erstaunlich einfach und direkt: Sorge sei nämlich eine Vergeudung unserer wertvollen und begrenzten Lebenszeit. Das Schlimme sei nur, dass uns beides im Alltag nicht bewusst sei, weder wie wertvoll noch wie begrenzt das Leben ist. Ihr Tipp für ein glücklicheres, erfüllteres Leben lautet daher: Mach dir keine oder zumindest weniger Sorgen! Das hat ihr ihre Krebserkrankung gelehrt.

Ein Sprichwort aus China besagt:

Obwohl sie nicht einmal hundert Jahre alt werden, bereiten sich die Menschen Sorgen für tausend Jahre.

Inzwischen gibt es, dank der heutigen Medizin (ob das eher Fluch oder Segen ist, entscheide jeder selbst) immer mehr über 100jährige Senioren, trotzdem steckt in dieser Weisheit aus China Wahrheit.
Scheinbar sind die Menschen in der fernöstlichen Lebenswelt wesentlich schlauer als wir in unserer westlichen Leistungsgesellschaft. Wir sind immer auf Leistung aus, sind viel zu wenig im Hier und Jetzt und machen

uns viel zu viele Sorgen. Nachfolgend eine Geschichte aus Indien, die mir zu denken gab.

Die Pakete am Baum

Vor langer Zeit stand in einem Dorf eine starke, uralte Eiche. Eines Tages forderte der Dorfälteste alle Bewohner dazu auf, ihre Probleme und Sorgen in ein Paket zu packen und an die Eiche zu hängen.

Der alte Mann stellte allerdings eine Bedingung. Jeder, der ein Paket an den Baum band, musste dafür ein anderes mitnehmen.

Alle Dorfbewohner waren damit einverstanden und machten sich eiligst daran, ihre Sorgen und Nöte in ein Paket zu verschnüren und an den Baum zu hängen. Jeder von ihnen nahm ein Paket mit Problemen eines anderen Dorfbewohners mit nach Hause. Doch schnell breitete sich große Aufregung aus. Die Bewohner eilten zum Dorfältesten und beschwerten sich, dass die fremden Sorgen wesentlich größer seien als ihre eigenen.

Der Alte lächelte nur.

Und innerhalb kürzester Zeit packte jeder die fremden Sorgen wieder ein und brachte das Paket zu der Eiche zurück. Schließlich gingen alle Bewohner zufrieden und glücklich mit ihrem eigenen Sorgenpäckchen nach Hause.

(überliefert aus Indien)

Nebensächlicher Schwachsinn
Kai sagt: „Seit der Diagnose Leukämie höre ich auf damit, mir so viele Gedanken über die kleinen, bedeutungslosen Strapazen im Leben zu machen, denn wir haben letztlich alle das gleiche Schicksal. Wir alle werden sterben, der eine früher, der andere später. Also setz alles daran, deine Zeit gut und lebenswert und ohne all den nebensächlichen Kram und Schwachsinn zu verbringen, Marion!“

Hat er nicht recht?
Viele Menschen quälen sich täglich mit Sorgen. Dabei sind Sorgen „nur“ Gedanken und Fantasien, die sich meist um mögliche Gefahren in der Zukunft handeln. Dabei sind jegliche „Was-wäre-wenn“-Fragen völlig unnütz, weil man sie eh kaum beeinflussen kann. Dadurch verschwendet man nur kostbare Energie und Lebenszeit und vergisst dabei, sich auf das Hier und Jetzt zu konzentrieren.

Noch ein Sprichwort aus China:

Warum sich sorgen!
Es wird wahrscheinlich NIE eintreten!

Im Rückblick auf mein bisheriges Leben muss ich sagen: Stimmt!
Trotzdem passiert es mir auch immer wieder und ich mache es nun so: Wenn ich mich wieder einmal über bedeutungslose Dinge beklage, dann denke ich an die

vielen Menschen, die ich begleitet habe, die wirklich schlimme Probleme hatten. Dann bin ich dankbar dafür, wie gesund ich bin.
Außerdem: Ständig über alles Mögliche nachzudenken, stresst! Und: Endloses Grübeln bringt dich nicht weiter! Ganz im Gegenteil: Es raubt dir nur unentwegt Energie, führt zu Kopfschmerz, Rückenbeschwerden, Verspannungen und Schlafstörungen.

Tröste dich, die Stunden eilen,
und was all dich drücken mag,
auch das Schlimmste kann nicht weilen,
und es kommt ein andrer Tag.

In dem ew'gen Kommen, Schwinden,
wie der Schmerz liegt auch das Glück,
und auch heitre Bilder finden
ihren Weg zu dir zurück.

Harre, hoffe. Nicht vergebens
zählest du der Stunden Schlag:
Wechsel ist das Los des Lebens,
und es kommt ein andrer Tag.

Theodor Fontane (1819-1898)

29. Erlaube dir Fehler!

Den größten Fehler, den man im Leben machen kann, ist, immer Angst zu haben, einen Fehler zu machen.

Dietrich Bonhoeffer

Würden wir uns aus Angst vor Fehlern nicht unser Leben vermiesen?
Erlaube ich mir Fehler? Wenn ja, gut. Falls nein, dann mache dir bewusst, dass nicht immer alles klappen und perfekt und fehlerlos laufen kann.

„Der Krebs hat mich von meinem Perfektionismus kuriert", sagt Beatrice. Auch wenn das zunächst befremdlich klingt, viele Erfahrungsberichte zeugen davon, dass Menschen schweren Krisen wie Erkrankungen auch etwas Positives abgewinnen können und aus ihnen sogar noch gestärkt und reifer hervorgehen.

Mein Leben bekam eine neue Ausrichtung

Auch Sonja berichtet, dass sich ihr Selbstbild vor vier Jahren gewaltig verändert habe. Zunächst war sie durch die Diagnose erschüttert, wie aus der Bahn geworfen, danach fing sie sich aber wieder und das Leben fügte sich dann ganz anders wieder zusammen. Vor dem Krebs hatte die Arbeit für sie eine übermächtige Rolle gespielt, selbst für die kleine Tochter war eine Nanny angestellt, auch ihr Mann arbeitete und arbeitete. Auch nach Feierabend ließ die erfolgreiche Jour-

nalistin der Job nicht los, obgleich sie doch die Zeit mit Mann und Kind verbringen könnte. „Ich stand ständig unter Strom", erzählt sie, „bis zur Erschöpfung. Ich fühlte mich für alles verantwortlich. Doch dann war vor knapp vier Jahren damit plötzlich Schluss. Es begann mit einem Knoten in meiner Brust. Dann ergaben die Untersuchungen, dass es bösartig war, dass auch Lymphknoten befallen waren. So folgten Operation, Chemotherapie, noch mal Chemotherapie, dann Bestrahlung." Mehr als ein Jahr war sie, die nie krank war, nun krankgeschrieben. Sie durchlebte eine wirklich harte Zeit, die bis heute andauert, denn seither macht ihr jede anstehende Untersuchung Angst. Dennoch sagt sie: „Ich habe durch die Krankheit einen Schuss vor den Bug bekommen, denn der Krebs hat mich von meinem Leistungsanspruch und meinem Perfektionismus kuriert. Ich erlaube mir auch mal Fehler und muss nicht immer funktionieren. – Wer ist schon perfekt? Ich gehe alles viel lockerer und nicht mehr so verbissen an."

Es lohnt sich, sich selbst zu verzeihen und sich eigene Fehler zu erlauben und diese auch zu akzeptieren, wie das nächste Beispiel eindrücklich zeigt.

Irgendwie habe ich alles falsch gemacht

Barbara sagt: „Ich hätte nicht rauchen dürfen, hm?" Sie bekam mit 61 die Diagnose Lungenkrebs. Eine Diagnose, die fast wie ein Todesurteil ist, da nur etwa jeder fünfte Patient länger als fünf Jahre überlebt. Chemo-

therapie, Bestrahlung und Operation werden häufig zum Martyrium für die Betroffenen. Barbara hat es überlebt, nun ist sie 81 und sagt: „Wenn mich das Rezidiv nicht dahinstreckt, dann eben mein Alter." Bis heute macht sie sich Vorwürfe, sie hätte nicht so viele Jahre rauchen dürfen. Ich sitze vor ihr, mit meinem Übergewicht, und sage: „Na ja, schau, wenn ich nicht bald täglich jogge, dann bekomm ich Diabetes und/oder einen Schlaganfall und/oder einen Herzinfarkt. Wir müssen uns auch Fehler erlauben, oder?" Sie nickt. Sie habe das Rauchen damals sofort eingestellt, obgleich es so schwer für sie war. Das war aber nicht das einzige Thema, welches sie belaste. Sie schien sich vor allem über alle ihre Fehler im Leben Gedanken zu machen. Dieses „Irgendwie habe ich alles falsch gemacht" prägte ihren Lebensrückblick. Sie fühle sich verantwortlich für ihren Sohn, der straffällig geworden sei, für die Tochter, die getrunken habe, und dafür, dass sie ihren Mann „vertrieben" habe. Die Liste könnte ich endlos weiterführen, denn wir haben jeden einzelnen Punkt aufgeschrieben, um diese Fehler anschließend zu verbrennen. Darauf ließ sie sich zum Glück ein, denn sich tagtäglich und ständig die eigenen (vermeintlichen) Fehler vorzuwerfen, hätte ihr einen friedlichen Lebensabend verhindert.

Niemand lebt ohne Mängel,
wir sind Menschen, keine Engel.

Ich schenkte ihr den Spruch. Sie freute sich sehr und sagte: „Den hätte ich schon längst gebraucht."
Später gaben wir ihr den Spruch als Grabbeigabe in den Sarg.

Also: Erlauben wir uns Fehler,
wir sind alle „nur" Menschen,
keine Engel!

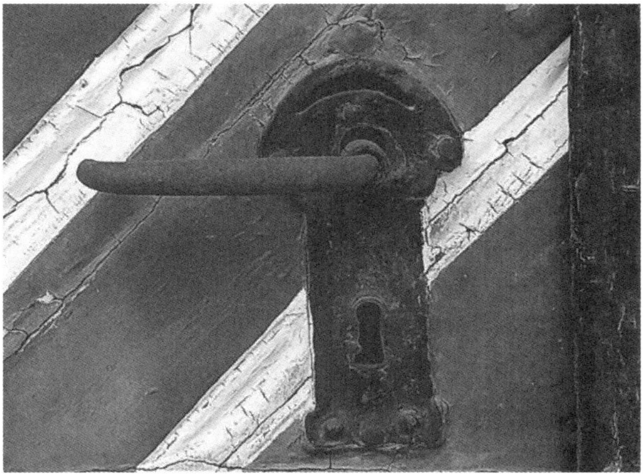

30. Lebe Mitmenschlichkeit – Engagiere dich!

**In der Hast des modernen Lebens
ist die Menschlichkeit aus dem Blick geraten.**

Dalai Lama

Ich bekomme so viel mehr zurück

Hospizbegleiterin Anna erzählt: „Mich erfüllt nichts so sehr wie die Hospizarbeit. Hier darf ich Menschen begleiten, die mir so viel zurückgeben ... Das ist mit nichts auf der Welt zu vergleichen."

Das berichten viele Ehrenamtliche, ob in der Hospizbewegung engagiert oder in der Flüchtlingshilfe, ob in der Senioren- oder Nachbarschaftsarbeit.

**Das Glück ist das einzige,
was sich verdoppelt, wenn man es teilt.**

Albert Schweitzer

Wir Menschen sind soziale Wesen. Wie heißt es so schön: *„Geben ist seliger denn nehmen."* Geld, das wir beispielsweise an andere geben, macht uns glücklicher, als wenn wir es für uns selbst ausgeben. Und wenn es mir gut geht, kann ich doch auch ein wenig abgeben.

Wem es selbst gut geht, der kann

- sein Glück teilen
- sein Blut spenden

- sich in der Kartei für Knochenmark führen lassen
- sich bei einem Ehrenamt engagieren
- dem Obdachlosen um die Ecke etwas zu essen oder einen Euro geben

... und beobachte dabei, wie glücklich und erfüllt du selbst wirst. Denn: **„Das Glück, welches du teilst, vervielfacht sich!“**

Der Krebs schenkte mir diese sinnvolle Tätigkeit

Gerlinde ist 41 Jahre alt, als sie die Diagnose Gebärmutterhals-Krebs bekommt. Sie ist verheiratet und hat eine sieben Jahre alte Tochter und einen Mann. Seit ihrem Rückfall nur sechs Monate nach der ersten Operation und den folgenden Behandlungen ist sie bis heute krebsfrei. Sie engagiert sich in der Krebsberatungsstelle als ehrenamtliche Helferin und sagt: „Ohne den Krebs damals wäre ich nicht zu diesem Engagement gekommen und somit niemals so reich beschenkt worden. Dieses Ehrenamt gibt mir unendlich viel zurück, es schenkt mir Frieden und Kraft. Dafür lebe ich, diese Tätigkeit schenkt mir zum ersten Mal in meinem Leben wirklich Sinn.“

Frage dich:

- Habe ich genug Mitmenschlichkeit gelebt?
- Wo hätte ich mehr Mitmenschlichkeit zeigen und leben müssen?

- Wie kann ich mich jetzt im Sinne meiner Mitmenschen einbringen?

Wenn jeder dem anderen helfen wollte, wäre allen geholfen.

Marie von Ebner-Eschenbach

Mitmenschlichkeit zu zeigen, seinen Mitmenschen zu helfen, hilft nicht nur den anderen, sondern auch uns selbst. **Wie inzwischen zahlreiche Glücksforscher nachgewiesen haben, können zum Beispiel durch ein Ehrenamt oder auch durch nachbarschaftliche Hilfen Glücksgefühle und ein Stimmungshoch, durch freigesetzte Endorphine, auslöst werden.**
Diese sorgen für Glückswahrnehmungen, während das Gefühl von Einsamkeit abnimmt. Wir wirken insgesamt ausgeglichener und ruhiger.
Dabei ist es egal, wem du deine Hilfe anbietest. Vielleicht braucht dein alter Nachbar nebenan ein wenig Unterstützung beim Einkauf. Vielleicht freut sich ein Obdachloser, wenn du ihm Essen vorbeibringst. Es gibt kaum ein schöneres Gefühl, als Menschen geholfen zu haben.
Wenn du anderen hilfst, steigt auch dein Selbstwertgefühl, da du das Gefühl hast, ein wichtiger Bestandteil deiner Gesellschaft zu sein.

Alles, was wir brauchen, ist mehr Menschlichkeit.

Dalai Lama

Also: Tue jeden Tag etwas Gutes!
Engagiere dich!
Erkundige dich nach einem Ehrenamt!

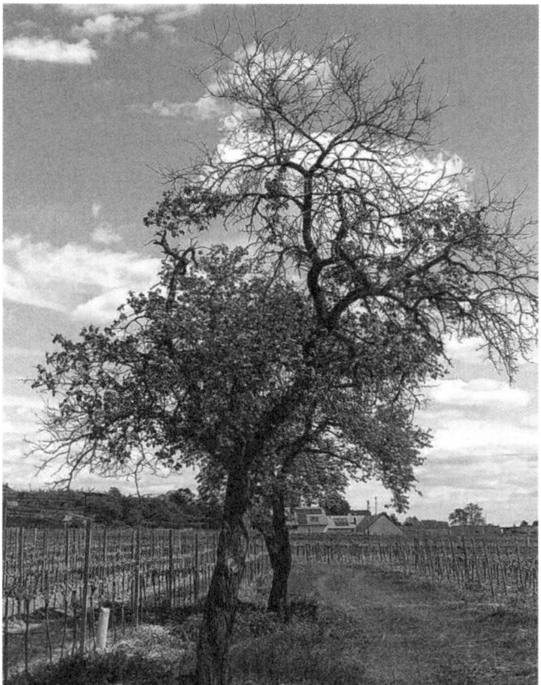

31. Umgib dich mit Menschen, die dir gut tun!

Von allen Geschenken, die uns das Schicksal gewährt,
gibt es kein größeres Gut als die Freundschaft
keinen größeren Reichtum, keine größere Freude.

Epikur von Samos

Manche Menschen sind wie Energiefresser, sie saugen einen aus, zapfen einen an, als ob man deren Steckdose wäre. Genau diese Menschen lässt man besser ziehen, sobald man sich dessen bewusst ist.
Du brauchst nicht zu viele Menschen in deinem Leben. Nur die richtigen, die dich dafür wertschätzen, dass du genauso bist, wie du bist.

Umgib dich mit Leuten, mit denen du gerne zusammen bist!
Die wichtigsten Dinge des Lebens sind die Familie und Freunde: „Umgib dich mit Menschen, mit denen du gerne zusammen bist", sagt Fritz. „Ich hatte sehr viel Glück, eine wirklich großartige Familie zu haben, die mich mein ganzes Leben unterstützt hat. Genauso glücklich bin ich, wirklich gute Freunde in der Schule zu haben." Wichtig sei, dass die Menschen einem gut tun und inspirierend sind. „Ich fühle mich am glücklichsten, wenn jeden Tag Menschen um mich herum sind, die meinen Alltag bereichern. Genauso hoffe ich, dass ich ihr Leben bereichere." Er ist den Tränen nah, als er diese Worte spricht: „Das Entscheidende ist, dass ihr eure

Familie schätzt und liebt, genauso eure Freunde und Brüder."

Selektiere Freunde und Freunde

Sebastian ist an Lymphdrüsenkrebs[19] erkrankt. Zuvor war er ein Partymacher, immer unterwegs, hatte einen großen Freundeskreis. Kein Abend verging, an dem nicht irgendwo irgendwas los war und er mit seinen Freunden um die Häuser zog. „Doch was meine sogenannten ‚Freunde' angeht, habe ich sehr schnell gemerkt, wer wirklich zu mir steht, wer mir beisteht und wer nicht. Manche, von denen ich eigentlich dachte, sie gehen mit mir durch dick und dünn, haben von heute auf morgen einfach nichts mehr von sich hören lassen. Das waren genau die, die früher schon Energiefresser waren, dass ich das hier nun erkennen muss. Marion, umgib dich mit Leuten, mit denen du gerne zusammen bist! Warte nicht auf schlechte Zeiten, um gute von schlechten Freunden zu selektieren. Schau jetzt genau hin!"

Frage dich: Habe ich Menschen um mich, die mir gut tun? Habe ich sogenannte „Energiefresser" um mich? Sind meine Beziehungen im Gleichgewicht oder einseitiger Natur?

---

[19] Lymphdrüsenkrebs ist eine bösartige Erkrankung des Lymphsystems, bei der Lymphzellen entarten. Es kommt zu einer Schwellung der Lymphknoten und/oder lymphatischen Organe.

Gerade im zwischenmenschlichen Bereich gibt es häufig Verletzungen, welche Menschen bis ans Ende ihres Lebens mit sich herumschleppen.

Ich habe mich nur ausnutzen lassen

Bertold sagt: „Ich habe viel zu lange an negativen Menschen festgehalten, sogar an Menschen, die mich hintergangen und ausgenutzt haben, emotional und finanziell. Eine wirklich traurige Bilanz, jetzt, wo ich hier sterbenskrank alleine im Hospiz auf den Tod warte."

Ich hätte mich trennen müssen

Allegra erzählt, sie habe viel zu lange versucht, Negatives auszugleichen. Sie hat es nie gewagt, sich gegen ihren Mann zu stellen, obgleich er sie und ihre drei Kinder regelmäßig verprügelte. Heute weiß sie, auch weil die Kinder sie mit Ignoranz strafen, sie hätte sich trennen müssen, um die Kinder und sich zu schützen. Doch die Erkenntnis, den Mut und die Kraft dazu hatte sie leider nie. Mahnend sagt sie zu mir, ich solle genau prüfen, mit welchen Menschen ich mich umgebe, vor allem, welchen Mann ich mir erwähle. Ihr letzter Wunsch nach etlichen Besuchen bei ihr am Krankenbett war: „Umgib dich nur mit Menschen, die dir gut tun!"

Ganz andere Erfahrungen durfte Robert machen.

Ich fand viele neue wertvolle Freunde

„Mein Leben ist so viel reicher geworden", berichtet Norbert. „Ich habe durch die Erkrankung viele neue

Freunde hinzugewonnen. In der Selbsthilfegruppe, unter den Klinik-Kollegen, also anderen Patienten, sowie in den Helferkreisen. Das waren überaus kostbare Begegnungen, ein unbezahlbarer Austausch über Leben, Krankheit Sterben und Tod mit Menschen, die genau wissen, wovon ich spreche. Ja, also ich würde sagen, mein Leben ist reicher dadurch geworden. Reich an so vielen liebgewonnenen Menschen und Freunden."

Ich umgebe mich nur noch mit Leuten, die mir gut tun, vor allem Leute, die aufrichtig und ehrlich mit mir sind.

Von vielen musste ich mich verabschieden

Josefine sagt: „Der offene Umgang mit der Krankheit hat mir sehr geholfen. Allerdings Sprüche wie ‚Das wird schon' und ‚Mach dir mal keine Sorgen' kann ich nicht hören. Das will ich auch nicht hören. Es hilft mir nicht. Von diesen Freunden musste ich mich einfach trennen, sie taten mir, gerade in der Krankheit, nicht gut. Sie passten einfach nicht mehr zu mir und meinem neuen Leben."

> Umgib dich mit Menschen, die dir gut tun!
> Frage dich: Wann, wo und mit wem fühle ICH mich wohl?
> Frage dich auch: Mit wem fühle ich mich eigentlich nicht wohl und oft nur kräftemäßig „ausgesaugt"?

32. Begib dich auf Sinnsuche!

Da Religion für viele Menschen
kein gültiger Wertmaßstab mehr ist,
müssen wir neue Regeln
für positives Handeln entwickeln.

Dalai Lama

Die Frage nach dem Sinn des Lebens ist so alt wie die Menschheit selbst. Es ist eine existenzielle Frage nach einem tieferen Sinn, Ziel und Zweck des Lebens.
Das können Fragen sein wie:
Warum bin ich?
Wozu bin ich?
Was ist der Sinn des Lebens?
Was ist meine Aufgabe hier?
War das alles?
Was kommt danach?
Man könnte auch sagen: Die Frage nach dem Lebenssinn ist die Frage nach unserer Bestimmung. Wir suchen leider viel zu oft DEN GROSSEN Lebenssinn. Sinnsuche beginnt jedoch im Kleinen. Die unschöne Wahrheit dabei ist, auf die Sinnsuche des Lebens gibt es keine Antworten, kein Rezept, das kann nur jeder für sich selbst herausfinden, indem er sich auf die Suche begibt, im ganz Kleinen, im Alltäglichen.

Der Sinn des Lebens besteht nicht darin,
ein erfolgreicher Mensch zu sein,
sondern ein wertvoller.

Albert Einstein

Ich habe meinen Lebenssinn für mich gefunden

„Der Tod kann den Sinn des Lebens in Frage stellen und gleichzeitig dem Leben einen Sinn geben“, sagt Antonella. „Vor meiner Erkrankung habe ich immerfort nach meinem Lebenssinn gesucht, denn ich dachte immer, dass das doch noch nicht alles in meinem Leben gewesen sein kann. Aufstehen, frühstücken, arbeiten, … und jeden Tag wieder von Neuem. Durch meine Krankheit habe ich dann so viel Neues, so viel Positives erfahren und so meinen Lebenssinn für mich gefunden. Das empfinde ich als so unendlich kostbar und erfüllend. Auch wenn es seltsam klingt, dass ich erst durch meine Erkrankung den Sinn des Lebens fand, genauso ist es. Das war wohl meine Bestimmung, mein Schicksal.“

Die Palliativmedizin hat mich dann beseelt

Palliativmediziner Leonhard berichtet davon, wie er seinen Arztberuf schon fast an den Nagel hängen wollte, weil ihm irgendwas, eben der Sinn, auf der internistischen Station fehlte. „Dieses Wiederbeleben der Menschen, damit sie dauerhaft an Sonden, Beatmung und so weiter dahinsiechen, ist irgendwie befremdlich und falsch“, sagte er. Dann bekam er die Möglichkeit, die Palliativstation zu übernehmen. Das sollte es sein, dort habe er sich in Vertretung schon immer sehr wohl, ja mehr noch, beseelt gefühlt. Seither hat er seine berufliche Erfüllung für sich gefunden, seinen Lebenssinn.

Leonhard hat seinen Sinn in der Palliativmedizin, in der Begleitung und Behandlung Schwerkranker und Sterbender gefunden. Manch anderen würde das erschrecken, doch was jemand als sinnerfüllend erlebt, kann sehr individuell sein. Ich möchte die Frage noch einmal anders formulieren:

- Was schenkt uns Lebenssinn?
- Was zeichnet ein sinnerfülltes Leben aus?

Was unserem Leben Sinn gibt, ist für unser Wohlbefinden offenbar wichtiger als Glück oder Unglück.
Interessant ist auch, wie viele Synonyme es für Lebenssinn gibt, nämlich: Berufung, Lebenssinn, Lebensziel, Bestimmung, Daseinszweck, Endzweck, Existenzgrund, Lebensinhalt, Lebenssinn, Lebenszweck, Mission, Sendung, Sinn, Zweck …
Viele Menschen stecken in einer Art Sinnlosigkeit fest und äußern diese zum Beispiel auch:
„Das Leben hat keinen Sinn."
„Mein Leben hat keinen Sinn."
„Mein Leben hat keinen Sinn mehr."

Wenn uns diese Lebensthemen zu lange beschäftigen, werden wir krank, denn es ist eine ganz ernst zu nehmende existentielle Frage, die nicht selten bei Stress, Burnout und auch Depression zu finden sind. **Begib dich also auf die Suche nach deinem Sinn des Lebens, notiere dir, was dir wichtig ist, was dich erfüllt, dir Sinn gibt …**

Was alles Sinn schenken kann …

- eine Familie gründen
- Zeit mit Freunden verbringen
- Zeit mit der Familie verbringen
- Freizeit
- ein Haus bauen
- viel Geld in einem guten, sicheren Job verdienen
- erfolgreich sein
- ein Ehrenamt

Ist da etwas für dich dabei? Setzt du die Liste schon fort?

Aus einer beschissenen Situation was Sinnvolles machen

Salvatore führt seit seiner Erkrankung ein sinnvolleres Leben, so seine eigene Empfindung. Doch was er gar nicht mag, ist, wenn jemand so einen Spruch loslässt wie: „Dann hat die Krankheit doch einen Sinn gehabt." „Denn nach wie vor empfinde ich die Krebserkrankung und alles, was darauf folgte, Chemo, Nebenwirkungen, Langzeitfolgen und so weiter einfach nur schlimm, unfair und fies. Wie kann da jemand, der es selbst nicht erlebt hat, sagen, es sei sinnvoll gewesen? So eine Aussage finde ich echt gefährlich. Dass ich selbst sage, ich führe seither ein sinnvolleres Leben, ist was anderes, und ich sage es selbst über diese schreckliche Zeit. Kein anderer darf das bewerten. Außerdem habe ich es meiner inneren Stärke, meinem Biss, meinem Kampfgeist und der unglaublichen Unterstützung meiner Familie zu verdanken, dass wir aus dieser beschissenen Situation was Sinnvolles gemacht haben."

Der eigentliche Sinn unseres Lebens
besteht im Streben nach Glück.

Dalai Lama

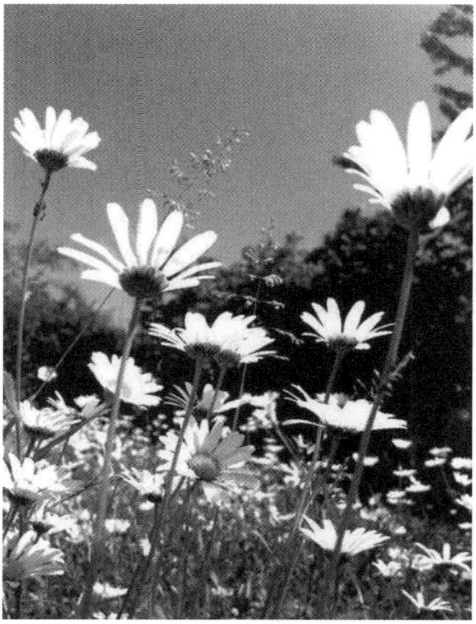

33. Sage & zeige, wen du liebst!

Sehr häufig erzählen mir Sterbende, sie glauben, den eigenen Kindern, Ehemann, Ehefrau, Partner, Partnerin zu selten oder gar nicht „ich liebe Dich“ gesagt zu haben.

Wie sieht das bei dir aus?
Zeigst und sagst du, wen du liebst?

Das einzig Wichtige im Leben
sind die Spuren der Liebe,
die wir hinterlassen, wenn wir gehen.
Albert Schweitzer

Willst du meine Frau werden?
Alexander ging es ähnlich. Erst an seinem Sterbebett gestand er Klara seine Zuneigung und Liebe. Er war sich unsicher, ob sie seine Liebe erwidern würde. Beide sind bereits in den Mitsechzigern, haben schon gescheiterte Ehen hinter sich, da wollte er nichts falsch machen. Doch am Sterbebett überkam es ihn und er fragte sie: „Wir sind nun seit vier Jahren glücklich zusammen, bisher traute ich mich nicht zu fragen, ob du meine Frau werden willst. Da mir jetzt aber nicht mehr viel Zeit bleibt, ...“ Zwei Tage bevor er starb, heiratete er sie. Zuvor konnten sie jedoch einen kleinen Flitterausflug mit dem „Wünschewagen“ machen, dorthin, wo sie sich kennenlernten. Das ist echt eine berührende

Geschichte, eine Geschichte der Liebe, die mich bis heute zu Tränen rührt.

Ich wurde neu, mit neuem Lebensmut

„Es war ein Schock, denn der Arzt attestierte mir einen bösartigen Hirntumor, woraufhin ich in ein Loch gefallen bin. Bei dem Wort ‚Gehirntumor' dachte ich sofort an Sterben und Tod. Das war es dann für dich, Farina, aus und vorbei. Doch die Ärzte waren positiv und behielten recht, daraufhin dachte ich wenigstens nicht mehr an meinen eigenen Tod, stattdessen: Es ist nichts mehr so, wie es einmal war. Ich werde nie wieder die sein, die ich vorher war. Aber es dauerte, bis ich dies zu schätzen wusste, denn ich wurde eine neue Farina, mit neuem Lebensmut, mit neuer Haltung, ja mit neuem Sinn im Leben. Der Krebs hat mir gezeigt, was wirklich wichtig ist, nämlich meine Familie, Freunde, Menschen, auf die ich zählen kann. Ein jeder neuer Tag, den ich mit Menschen verbringen kann, die ich liebe, ist ein Geschenk. Ihnen meine Liebe und Zuneigung zum Ausdruck zu bringen, ist einfach unbezahlbar und wunderschön."

Nimm dir doch mal folgendes vor:

1. Umarme jemanden aus deiner Familie ganz unerwartet, einfach mal so!
2. Umarme den Menschen, den du liebst, einfach mal so!

3. Unternimm etwas mit deinen Geschwistern, Eltern oder Großeltern, einfach so!
4. Plane einen ganzen Familienabend, ein geselliges Beisammensein, einfach so!
5. Mache ein Familienfoto oder ein Foto mit deinem/r Partner/in. Gestalte dazu ein Fotobuch oder eine Collage, einfach so!
6. Rufe deine Großeltern oder jemand anderen aus deiner Familie einfach mal so an!
7. Bring einfach mal Blumen oder Pralinen mit.
8. Zeige durch kleine Aufmerksamkeiten deine Liebe, einfach mal so!
9. Sage tatsächlich: „Ich hab dich lieb." Oder: „Ich liebe dich!" Einfach mal so!

Die Summe unseres Lebens
sind die Stunden, in denen wir liebten.

Wilhelm Busch

Wir sollten nichts, keine Dinge, Taten, Begegnungen, Freundschaften oder Liebe für selbstverständlich hinnehmen, sondern immer wieder sagen und zeigen, wie dankbar wir dafür sind. Gerade die kleinen drei Worte „Ich liebe dich" sind so wichtig. Sie zeigen viel mehr als Liebe die Wichtigkeit der jeweiligen Person, die Wertschätzung für sie, die Anerkennung und Dankbarkeit.

Frage dich:

Habe ich den Menschen, den ich liebe, gesagt, wie gern ich sie habe?

Verpasse ich nicht die Gelegenheit, meine Liebe zu gestehen?

Wenn ja, dann sage und zeige es noch heute!

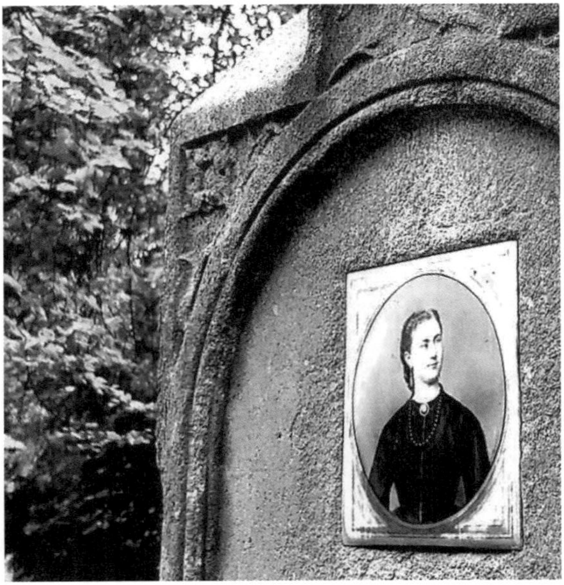

34. Sage auch mal NEIN!

Nein ist kein beliebtes Wort, auch deshalb tun sich so viele Menschen schwer, sich abzugrenzen. Oft ist es leichter, einfach Ja zu sagen, um des Friedens willen, weil es dann keine Diskussionen gibt, obwohl wir eigentlich viel lieber Nein sagen würden. Das kennt sicher jeder von sich selbst. Eine Freundin sagte einmal zu mir: „Sag doch einfach nein, Marion, wenn du das nicht willst, das Leben ist kein Beliebtheitswettbewerb!" Und sie hat so recht!

Ich bin rigoroser geworden

Sanja erzählt mir, dass erst ihre Erkrankung ihr die Erkenntnis schenkte, viel achtsamer mit sich selbst umzugehen. In gewisser Hinsicht hieß das eben auch, ein wenig „egoistischer" zu werden. „Ich bin rigoroser geworden und sage jetzt auch mal Nein, wenn ich etwas nicht will."

Wahre Freunde halten auch mal ein Nein aus

Frank ging es da ähnlich, er sagt: „Wenn ich eins gelernt habe, dann das, dass ich mich nicht mehr für alle verbiege. Gute, wahre Freunde halten auch mal ein NEIN aus, weil sie wollen, dass es dir gut geht UND außerdem: Sonst sind es ‚Freunde', die keine Freunde sind." Weiter sagt er: „Interessanterweise kommen jetzt genau die zu Besuch, die vorher schon auch mal ein Nein verstanden haben, während ich die, die zuvor schon

schwierig und immer gleich beleidigt waren, hier an meinem Pflegebett nicht sehe.“
Irgendwie ist es schon traurig, erst sterbenskrank werden zu müssen, um zu erkennen, wer die wahren, echten Freunde sind.

Wer nicht Nein sagen kann,
der wird sein Ja oft nicht halten können.

Lebensweisheit

Sich abzugrenzen ist eine harte Schule

„Ich habe lernen müssen, im Vergleich zu früher, mich anders abzugrenzen und auch mal Nein zu sagen. Das ist keine leichte Schule“, sagt Britta. „Das ist eine sehr harte Schule, zu sagen: ‚Nein, tut mir leid, aber ich kann nicht. So prägte der Krebs alles in meinem Leben – meine ganzen Entscheidungen. Ich habe gelernt, ja musste lernen, mehr auf mich zu achten und auch einmal Nein zu sagen, um mich und letztlich meine Gesundheit an die erste Stelle zu setzen. Während ich anfangs direkt ein schlechtes Gewissen hatte, entwickelte ich mit Hilfe meiner Therapeutin mehr und mehr eine Art gesunden Egoismus.“

Seien wir ehrlich, das kennen wir alle selbst viel zu gut. Denn wer Ja sagt, wird gemocht, ob in der Arbeit unter Kollegen, in der Familie, Partnerschaft, Verwandtschaft oder im Verein. Wir alle haben das Grundbedürfnis, geliebt und gemocht zu werden. Wir denken, wenn wir

Bitten anderer abschlagen, lehnen diese uns ab oder sind zumindest enttäuscht. Logisch: Jemand will etwas von uns, wir sagen Nein und der andere ist enttäuscht. Wie kann das mit dem Nein sagen ohne schlechtes Gewissen gelingen? Nachfolgende fünf „Regeln zum Nein sagen“ können dir dabei helfen.

Nimm dir Bedenkzeit

Lass dich bei einer Bitte nicht unter Druck bringen, wäge wirklich deine Bedürfnisse gegen die des Bittenden ab. Lass dir dabei Zeit oder bitte gar um Bedenkzeit, um zu überlegen, ob du Ja oder Nein sagen möchtest. Oft sagen wir einfach zu schnell Ja und ärgern uns dann darüber und überlegen, wie wir uns aus dieser Situation wieder herausschwindeln können.

Sei einfühlsam

Zeig Verständnis, gerade wenn du nein sagst. Fordere dasselbe Verständnis dann auch für dich ein. Ein schroffes, abgehacktes Nein wird dich und den Bittenden frustrieren.

Mache ein Gegenangebot

Oft gibt es nicht nur schwarz oder weiß, also nicht nur Ja oder Nein. Auch wenn du Nein sagst, kannst du dich mit deinem Gegenüber auf Lösungssuche begeben. Manchmal ist das Nein auch auf hier und jetzt beschränkt, weil man gerade selbst zu viel um die Ohren hat, aber vielleicht kannst du ja später helfen und für den Bittenden da sein.

Sanft und begründet Nein sagen

Wenn du Nein sagen willst, finde für die richtigen Worte die passende Tonlage und erkläre dich, begründe, warum du Nein sagen willst/musst.

Raum für Gefühlsreaktionen

Das Problem beim Neinsagen ist meist unser darauffolgendes schlechtes Gewissen. Der andere macht natürlich keine Luftsprünge, sondern ist eben kurz frustriert oder enttäuscht, er hoffte ja auch auf ein Ja. Zeige dafür Verständnis, mit dem Wissen, dass dieser Frust wieder verfliegt.

Ja und nein sind die kürzesten Worte,
doch sie bedürfen längeren Nachdenkens
als jedes andere,
bevor sie ausgesprochen werden.

Charles Maurice de Talleyrand (1754-1838)
französischer Bischof

Sag NEIN, wenn du Nein meinst, sag JA nur dann, wenn du wirklich Ja sagen willst!

35. (Be)Werte nicht!

Es ist offensichtlich ganz menschlich, über andere Menschen zu urteilen. Jeder macht es, es scheint in uns zu stecken, andere zu kritisieren, andere zu be- oder abzuwerten und zu verurteilen. Doch häufig hat das viel mehr mit demjenigen selbst, der gerade die Bewertung vornimmt, zu tun, als mit dem, der gerade der Bewertung ausgeliefert ist. Das kann ganz unterschiedliche Gründe haben. Zum einen vielleicht, weil der, der bewertet wird, irgendeinen wunden Punkt bei mir getroffen hat oder er mich an jemanden erinnert, mit dem ich so gar nicht kann, oder der tut etwas, was ich mir nie trauen würde, und so weiter. Wenn wir nun mit dem Urteilen und Bewerten aufhören wollen, ist das überhaupt möglich? Nicht ganz, denke ich, denn unser Verstand bewertet automatisch. Im Grunde ist das ein altes überlebenswichtiges Sicherheitsprogramm, als Mensch innerhalb kürzester Zeit eine Einschätzung zu treffen, ob wir in Gefahr sind. Dieses „Programm“ läuft unterbewusst ab. Gewisse Dinge, Situationen und Menschen einzuschätzen, ist also auch eine Art Instinkt in uns, um reagieren zu können. Doch wie weit sollte das gehen?

Auf jeden Fall nicht so weit wie bei der 37jährigen Isabell im nächsten Fallbeispiel.

Ich zog meine Perücke ab und sagte: „Noch Fragen?“

Viele Krebspatienten leiden an übermäßiger Abgeschlagenheit, Fatigue genannt: Sie sind ständig müde, auch nach geringer Belastung, finden keine Erholung und können sich schlecht konzentrieren. Manchmal klingt die Symptomatik nach einigen Wochen ab, manchmal hält sie aber auch über Jahre an. So ergeht es auch Isabell, die sonst eigentlich ganz gesund wirkt, aber sehr schnell erschöpft ist. „Das kannst du dir nicht vorstellen, wie anstrengend es ist, 20 Meter zu laufen, also gehen ist für mich schon wie ein Marathon. Neulich auf dem Rückweg vom Arzt rief ich mir für den letzten Kilometer ein Taxi. Klar war der nicht begeistert und schimpfte mich mit den Worten: ‚Das sind doch nicht mal 900 Meter!‘ Den Tränen nahe, sagte ich: ‚Ja, 900 Meter, aber die sind für mich aus gesundheitlichen Gründen, auch wenn Sie es mir nicht ansehen, heute einfach nicht mehr zu schaffen.‘ Er schimpfte weiter, weil mich aber das Reden so anstrengte, blieb mir nur noch eines übrig: Ich zog meine Perücke herunter und darunter waren 1. Keine Haare und 2. Deutlich ein riesiger vernarbter Schnitt zu sehen. ‚Noch Fragen?‘ Dann fuhr er mich und nahm keinen Cent an.“

Ich weiß noch, wie betroffen ich von Isabells Bericht war und wie ich sogleich dachte: „Tja, die Dinge sind nicht immer, was sie auf den ersten Blick zu sein scheinen.“

Dicke „Hamsterbacken“ dank Cortison

Ein ähnliches Beispiel erzählte mir Magdalena. Sie war durch das Cortison sehr aufgeschwemmt und wurde deshalb belächelt und gehänselt. Weinend und zutiefst verletzt erzählt sie mir vom letzten Sonntag:

„Wir waren im Hofbräuhaus essen und ich habe mir einen Schweinsbraten mit Knödeln und dazu ein Bier bestellt. Neben uns saßen lauter hübsche, schlanke gestylte Puppen. Da hätte ich früher auch leicht mithalten können. Als mein Teller kam, belustigten sie sich darüber, wie ich es mir bei der Menge auf den Hüften leisten könne, so was zu vertilgen. Sie bliesen ihre Backen auf und äfften so meine vom Cortison aufgedunsenen Backen nach. Ich drehte mich um, mit Tränen in den Augen, sie verstummten, entschuldigt hat sich jedoch niemand. Ich hätte ihnen meine abgenommenen Brüste zeigen müssen, die Narben, meine Narben am Schlüsselbein vom Port. Ich hätte am liebsten geschrien: Ich bin nicht fett, ich bin sterbenskrank! Dass ich so aussehe, macht das Cortison. Wer weiß, wie lange ich noch lebe? Da werde ich wohl wenigstens drei Löffel Soße, Blaukraut, Knödel und einen Bissen Fleisch essen dürfen, denn mehr kann ich nicht essen, ohne mich zu übergeben. – Warum erlauben Sie sich so ein Urteil?“

Ich kenne Magdalena seit langem, ich kannte sie auch schon, als sie noch gesund aussah, also kurz nach der Diagnose. Es ist schlimm, dass ihr diese Begegnung widerfahren musste. Gerade ihr ist der körperliche Zerfall, aktuell die dicken „Hamsterbacken“, psychisch so schwergefallen, dass sie kaum noch raus wollte, weil sie alle so „angaffen“, wie sie immer sagte. Sobald man nicht der Norm entspricht, in dem Fall „normal aussieht“, gehen Menschen oft nicht sehr nett mit einem um. Ich bin sehr betroffen, spüre Magdalenas Verletzung, Trauer und Wut sehr deutlich.

Wonach bewerten wir eigentlich? Nach der Norm? Nach dem, was ICH normal finde? Aber wer oder was ist schon normal? Wer bestimmt das? Wer bewertet das? Wer sagt, was Kunst ist? Was nicht? Wer sagt, was richtig, was falsch ist? Wer sagt, was schlimm ist und was nicht? ...
Dazu fand ich eine alte chinesische Geschichte, **die Geschichte vom Sprung in der Schüssel,** die zeigt, dass auch ein Sprung in der Schüssel, also eine nicht genormte, sondern eigentlich kaputte Schüssel je nach Betrachtungsweise „normal“ und gut sein kann. Zunächst scheint sie kaputt, erfüllt durch die kaputte Stelle dennoch einen wichtigen Dienst.

Es war einmal eine alte chinesische Frau, die zwei große Schüsseln hatte. Diese hingen an den Enden einer Stange, die sie über ihren Schultern trug. Eine der Schüsseln hatte einen Sprung, während die andere makellos war.
Am Ende der langen Wanderung vom Fluss zum Haus der alten Frau enthielt die eine Schüssel stets die volle Portion Wasser, die andere war jedoch immer nur noch

halb voll. Zwei Jahre lang geschah dies täglich. Die alte Frau brachte nur anderthalb Schüsseln Wasser mit nach Hause. Die makellose Schüssel war natürlich sehr stolz auf ihre Leistung. Die arme Schüssel mit dem Sprung schämte sich aber wegen ihres Makels und war betrübt, dass sie nur die Hälfte dessen verrichten konnte, wofür sie gemacht worden war. Nach zwei Jahren, die ihr wie ein endloses Versagen vorkamen, sprach die Schüssel zu der Frau: „Ich schäme mich so wegen meines Sprunges, aus dem den ganzen Weg zu deinem Haus immer Wasser läuft." Die alte Frau lächelte: „Ist dir aufgefallen, dass auf deiner Seite des Weges Blumen blühen, aber auf der Seite der anderen Schüssel nicht? Ich habe auf deiner Seite des Pfades Blumensamen gesät, weil ich mir deiner Besonderheit bewusst war. Nun gießt du sie jeden Tag, wenn wir nach Hause laufen. Zwei Jahre lang konnte ich diese wunderschönen Blumen pflücken und den Tisch damit schmücken. Wenn du nicht genau so wärst, wie du bist, würde diese Schönheit nicht existieren und unser Haus beehren.
Asiatische Weisheit, Autor unbekannt

Es ist eine wunderbare Geschichte zum Thema wer oder was ist normal oder: Wer hat (k)einen Sprung in der Schüssel? Und wer einen Sprung in der Schüssel hat, Krebs hat, schnell erschöpft ist, für wenige Meter ein Taxi benötig oder depressiv ist – na und? Sind wir nicht alle ein wenig gaga? Ein wenig anders?

Magdalenas und Isabells Berichte berührten mich nachhaltig und ich versuche meine bewertenden und urteilenden Gedanken seither noch mehr im Griff zu haben. Nachfolgend hierzu eine Übung, die ich gerne mit dir teile.

Übung „so wie ich"

Eine Übung, um sich vom Bewerten ein wenig zu verabschieden, ist die Übung „so wie ich". Hier nehmen wir das natürliche Bewerten, wenn wir etwas oder jemanden sehen, und hängen ein „so wie ich" hinten dran. Wenn ich jemand anderen verurteile, wie jetzt Isabell, dann sage ich: „Ist die faul, lässt sich mit dem Taxi wegen 900 Metern fahren" und hänge an mein „Urteil" mit dem Satzteil „so wie ich" an.

Weitere Beispiele, die wir alle kennen:

- Der ist aber unhöflich – so wie ich!
- Die kriegen nix gebacken hier – so wie ich!
- Der ist wohl mit dem linken Fuß aufgestanden – so wie ich!

Dieses „so wie ich" erinnert uns daran, dass wir Ähnliches in uns tragen, denn im Grunde sind die Dinge, die wir im Außen entdecken, bewerten und abwerten unsere eigenen inneren blinden Flecken, unsere Schattenanteile, die wir wie in einem Spiegel im Gegenüber feststellen und beurteilen.

Immer dieses Schubladen-Denken

Ich besuche Andrew, einen jungen Aidspatienten mit Kaposi-Sarkom[20], auf der Palliativstation. Er erzählt mir, wie er seit seiner Erkrankung stigmatisiert wird, auch von Fachkräften im Gesundheitswesen. „Hast du Aids, wirst du sofort in eine bestimmte schmutzige Schublade gesteckt. Um dich herum fragen sich alle: ‚Woher hat er das? Hatte er ungeschützten Sex? Ist der schwul? Bestimmt ein Stricher! Hat sich beim letzten Schuss angesteckt!‘ Sind wir doch mal ganz ehrlich: Mach eine Umfrage hier auf der Station, wer noch NIE ungeschützten Sex hatte! Wer sind die, wer glauben sie, wer sie sind, um solche Urteile zu fällen. Wirklich traurig.“

Die Begegnungen mit Andrew stimmten mich lange nachdenklich. Es zeigte mir erneut, wie wertvoll die Übung „so wie ich“ sein kann – gerade im Hinblick auf ungeschützten Geschlechtsverkehr. Denn müsste sich nicht bestimmt jeder Zweite von uns fragen:
Hatte der vielleicht ungeschützten Sex? So wie ich auch schon mal? Hatte er vielleicht Pech, während ich mich glücklicherweise nicht angesteckt habe?
Frage dich das selbst und sei dabei ganz ehrlich mit dir selbst!

---

[20] Das Kaposi-Sarkom (Aussprache: „Kaposchi“) ist eine seltene Form von Hautkrebs, der auch Schleimhäute und innere Organe betreffen kann und meist im Zusammenhang mit AIDS auftritt.

Ich begleitete Andrew bis zuletzt, er starb auf einer Isolationsstation, aber nicht alleine. Seine ebenfalls stigmatisierten, gleichgesinnten Freunde waren bei ihm, bis er friedlich eingeschlafen war. Sie gestalteten ihm eine wundervolle Trauerfeier.

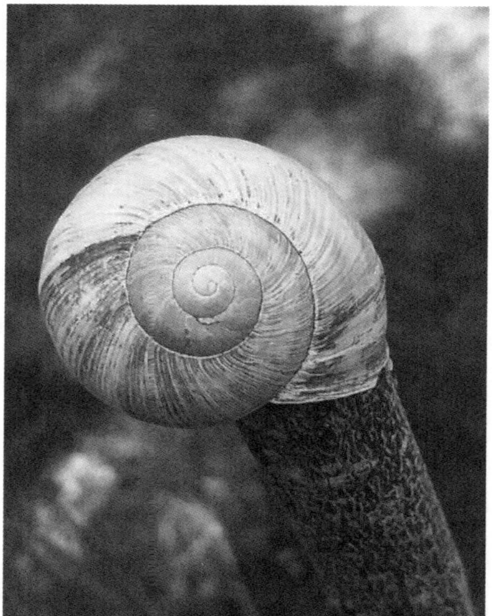

36. Erinnere & lebe alte Werte!

Güte ist eine wesentliche Voraussetzung
für geistigen Frieden.

Dalai Lama Tenzin Gyatso

Karriere statt Familiengründung

„Lebe und handle nach deinen eigenen Werten. Wenn du herausgefunden hast, was dich wirklich ausmacht und was dir wirklich wichtig ist, dann lebe danach! Richte dein Leben danach aus!", so Max. Er selbst habe das ganz falsch gemacht, sagt er. Eigentlich sei ihm Familie das wichtigste, ja allergrößte für sein Leben gewesen, stattdessen hat er sich für die Karriere entschieden und jetzt mit 50 ist er krank und hat weder Frau noch Kinder.

Am Ende werden Frieden, Vernunft und Freiheit
die Oberhand gewinnen.

Dalai Lama

Wenn du dich nach Ruhe und Natur sehnst, warum lebst du dann mitten in einer überfüllten Stadt, weit entfernt von Wald und Flur?
Wenn Freiheit für dich das Größte ist und du am liebsten mit einem Wohnmobil unabhängig und frei wärst, warum kaufts du dir dann eine Eigentumswohnung, mit der du angebunden bist?

Beginne deine Entscheidungen nach deinen Werten zu treffen!

Vielleicht halten uns dann einige für altmodisch oder verkappt, gerade wenn es um alte Werte und Tugenden wie Bescheidenheit, Demut, Dankbarkeit, Freude, Familie, Ehe, Liebe, ... geht. Doch unsere (Aus-)Richtung im Leben hat sehr viel mit unseren Werten zu tun. Denn Werte sind genau die Dinge, die für uns wichtig und vor allem unverzichtbar für unser Leben sind.

Prüfe, was deine dir wichtigen Werte sind, indem du dich fragst:

- Was würde ich vermissen, wenn ich es nicht mehr hätte?
- Ohne was möchte ich nicht leben?
- Worum würde ich kämpfen, wenn es bedroht ist?
- Wofür stehe ich und setze mich ein?
- Wovon bräuchte die Welt mehr?

Prüfe die nachfolgende Werte-Liste, um zu erkennen, was dir wichtig ist.

Interesse, Zuneigung, Empathie, Pflichtgefühl, Treue, Loyalität, Zuneigung, Vertrauen, Ehrlichkeit, Pflichtgefühl, Kontrolle, Sicherheit, Liebe, Demut, Dankbarkeit, Bescheidenheit, Disziplin, Würde, Zuverlässigkeit, Freiheit, Fleiß, Großzügigkeit, Güte, Tüchtigkeit, Fairness, Integrität, Nachhaltigkeit, Nächstenliebe ...

Die Liste ließe sich unendlich weiterführen. Notiere dir deine Werte! Mach dir ein Werte-Ranking mit der

Frage: Was sind meine wichtigsten Werte, nach denen ich mein Leben ausrichte? In welcher Reihenfolge stehen diese?

Werte können sich ändern

„Früher war mein oberster Wert mein perfektes Aussehen, quasi „wie aus dem Ei gepellt!" Ich wollte immer wie aus dem Ei gepellt sein, das war oberste Priorität für mich. Heute schäme ich mich fast ein wenig, denn was sind das denn für Lebenswerte? Unfassbar heute, nachdem ich eine unheilbare Erkrankung überlebt habe. Deshalb fand ich es auch ganz merkwürdig, dass mich der Verlust meiner Brüste als auch Haare nicht so erschüttert hat, waren sie mir früher doch so wichtig. Da war ich dann stattdessen recht pragmatisch und hatte sogar Freude an der Perücke, sie sparte mir am Morgen viel Zeit. Duschen, Schminken, Perücke auf und fertig! Das ging plötzlich alles zack, zack. So können sich Werte verändern. Heute übe ich mich vor allem in Demut und Dankbarkeit."

Demut galt einst als hohe Tugend, doch dann verlor der Begriff an Bedeutung. Heute wächst die Sehnsucht gerade nach alten Werten wie Nachhaltigkeit, Bescheidenheit, Demut, Dankbarkeit und Achtsamkeit wieder. Demut beispielsweise macht glücklich und frei, so inzwischen zahlreiche Glücksforscher. So wie Hochmut eben bekanntlich vor dem Fall kommt, so kommt Demut vor dem „Aufstieg"!

Demut, nicht zu verwechseln mit „sich unterwerfen“, ist die tiefe Erkenntnis von innerer Dankbarkeit, Freude und Freiheit.

Bescheidenheit, Zufriedenheit, begnügsam sein – findet ihr im Kapitel 5 „Begnüge dich!“ und im Kapitel 9 „Entwickle Dankbarkeit!“

Neuausrichtung durch Werte wie Dankbarkeit
„Durch einen Zufallsbefund wurde bei mir ein Nierenzellkarzinom[21] diagnostiziert. Irgendwie veränderte dies alles. Zunächst stand die Welt still, ich kämpfte mit meiner Wut: ‚Warum ich?‘ Auch kämpfte auch mit dem Unglauben: ‚Nein, ich doch nicht!‘ Doch dann kamen mir so alte Werte in den Sinn, nach denen ich mein Leben fortan ausrichten wollte. Allen voran ‚Dankbarkeit‘. Dankbarkeit dafür, das überlebt zu haben, noch leben zu dürfen, dankbar für die Sonne, für die Vögel, für die Blumen, die Bäume, … einfach für alles!“

---

[21] Das Nierenzellkarzinom gehört zu den häufigeren malignen Tumoren des Erwachsenen. Die meisten Nierentumore werden heute als Zufallsbefund bei Ultraschall-Untersuchungen der Niere gefunden. Kleine Nierentumore in einem frühen Stadium sorgen in der Regel für keinerlei Beschwerden. In fortgeschritteneren Stadien können Knochenschmerzen durch Metastasen zur Diagnose eines Nierenkrebses führen.

Öffne der Veränderung deine Arme,
aber verliere dabei deine Werte nicht aus den Augen.

Dalai Lama

Welche Werte sind dir wichtig?
Für welche Werte stehst du?
Welche Werte machen dich aus?

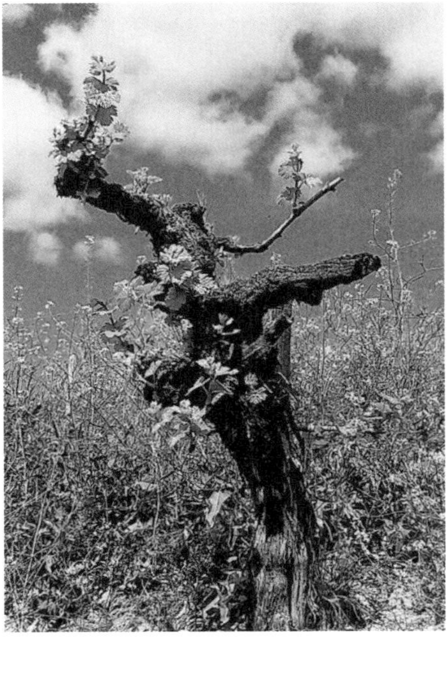

37. Setze Prioritäten!

Neue Kosten-Nutzen-Rechnungen

Einen Hund hat Bernadette sich schon als Kind gewünscht, irgendetwas sprach aber immer dagegen. Nun ist seit einigen Jahren Dackeline Susi an ihrer Seite. Ihre Kosten-Nutzen-Rechnungen laufen seit der Erkrankung und dem Bewusstsein ihrer eigenen Endlichkeit ganz anders. „Viele Dinge werden völlig unwichtig, während andere plötzlich sehr wichtig für mich geworden sind, wie meine liebe Susi.“

Ich setze meine Prioritäten anders

Sophia erzählt mir, wie sich ihr Leben durch die Krebserkrankung verändert hat: *„Ich bin ein ganz neuer Mensch, es ist eine innere Veränderung, die sich gut anfühlt. Das wirkt sich vor allem auf meine Prioritäten in meinem Leben aus. Ich setze meine Prioritäten ganz anders, bin in bestimmten Dingen viel gelassener, während ich mit anderen Themen nicht lange fackle und gleich direkt anpacke, anstatt sie aufzuschieben. Ich denke, dass der Krebs mir, so komisch es klingen mag, innere Gelassenheit und Stärke geschenkt hat, wofür ich ihm fast dankbar bin.“*

Prioritäten zu setzen und die Zeit gut zu nutzen, kann man nicht in Harvard lernen. Viele der Fähigkeiten, auf die es im Leben ankommt, muss man sich selber beibringen.

Lee Iacocca
*(*1924), amerik. Topmanager, 1979-92 Vorstandsvorsitzender der Chrysler Corp.*

Jetzt haben meine Familie und Freunde Priorität

Eduardo sagte mir: „Durch die Konfrontation mit dem Tod habe ich begriffen, worauf es im Leben ankommt, nämlich nicht auf ein fettes Auto, einen Zwölf-Stunden-Arbeitstag, um mir noch mehr leisten zu können ... Ich verbringe mehr Zeit mit Familie und Freuden und hoffe, durch die Chemo dem Krebs noch einmal zu entkommen und mein Leben neu ausrichten zu können, mit den richtigen Prioritäten. Priorität Nummer eins sind für mich inzwischen Familie und Freunde."

Prioritäten setzen: So entscheidest du, was in deinem Leben wichtig ist.
Prioritäten zu setzen kann uns helfen, wieder den Blick auf die wichtigen Dinge, auf das Wesentliche zu lenken.
Wie kann das gelingen?
Schließe deine Augen und überlege dir einmal, wo du dich am Ende des Lebens siehst. Denke dabei vor allem über folgende Bereiche nach:

- Familie
- Freunde

- Partnerschaft
- Gesundheit
- Finanzen
- Berufslaufbahn
- Selbstverwirklichung

Vielleicht scheint es dir makaber, dir das Ende deines Lebens vorzustellen. Doch es ist eine gute Methode, um sich seiner Wünsche und dem Wesentlichen bewusst zu werden, während wir im Alltag oft mit allerlei unwichtigen Banalitäten zu tun haben.

Was sind deine „Lebensprioritäten"?
Mach dir eine Liste, um dir darüber im Klaren zu sein und deine Ziele und Prioritäten im Alltag nicht aus den Augen zu verlieren!

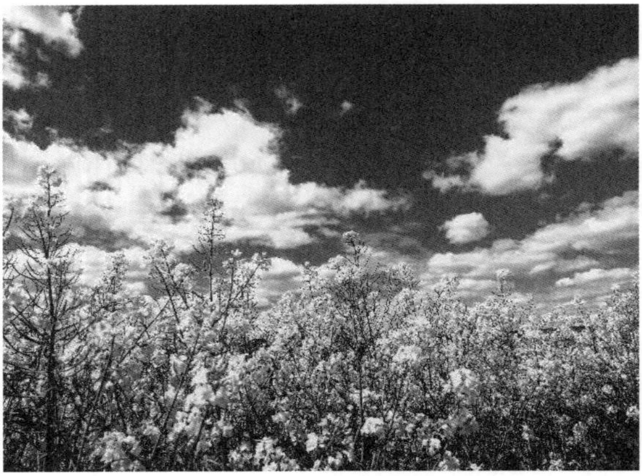

38. Tue was „Verrücktes“!

Tue was Verrücktes und sei nicht immer nur vernünftig! Denn:

Ein vernünftiges Leben macht zufrieden,
ein unvernünftiges Leben macht weise.

Gerhard Uhlenbruck
*(*1929), deutscher Immunbiologe und Aphoristiker*

Unvernunft scheint mir nun mehr als vernünftig

„Jetzt bin ich auch mal unvernünftig!“, sagt der 61jährige Bertold, der sein Leben lang vernünftig war. „Und? Was hat es mir gebracht?“, fragt er. „Ich hab immer gesund gelebt, kein Alkohol, viel Schlaf, viel Sport, auf die Ernährung geachtet und trotzdem habe ich nun Leukämie und werde nicht mehr lange leben. Deshalb plädiere ich nun zur Unvernunft! Mut zur Unvernunft scheint mir nun mehr als vernünftig!“ Wir lachen beide an diesem Nachmittag noch viel und gestalten eine Unvernunfts-Liste.

Wir müssen ja nun nicht gleich komplett nach dem Motto „No risk no fun“ leben, aber es ist auch okay, es in manchen Dingen mal zu sein: unvernünftig.
Warum es auch mal vernünftig ist, unvernünftig zu sein, weiß auch Daniel:

Einfach mal gegen den Strom schwimmen

„Konventionen brechen, anders sein, mal etwas riskieren und gegen den Strom schwimmen, wann, wenn nicht jetzt? Das habe ich mir mein Leben lang verboten. Hast du in letzter Zeit mal etwas Verrücktes gemacht?“, fragt mich Daniel. Ich überlege ... Er hakt ein: „Nein? Dann gebe ich dir jetzt den Tipp, es einfach mal zu tun.“ „Oh doch“, sage ich dann, „mit meiner kleinen Nichte! Wir haben uns am Wochenende die Gummistiefel angezogen und sind in jede Pfütze gehüpft!“

Wann hast du zum letzten Mal das innere Kind in dir rausgelassen und nicht auf die Konsequenzen geachtet? Sei mal wieder unvernünftig!

- Spring in ne Pfütze, wie Kinder es tun!
- Leg dich in den Schnee und mach einen Engelabdruck!
- Puste in eine Pusteblume am Wegrand!

Wobei „verrückt“ auch einfach bedeuten kann, etwas anders zu tun als bisher.
Wir alle denken in festen Bahnen, machen fast ausnahmslos alles immer auf die gleiche Art und Weise, von morgens bis abends, wie in einem Hamsterrad.

Albert Einstein sagte einmal:

Die Definition von Wahnsinn ist,
immer wieder das Gleiche zu tun
und andere Ergebnisse zu erwarten.

So ist alles, was du anders machst als bisher, eine Änderung, mit der wir unser Hamsterrad oder die Komfortzone verlassen. Und das sollten wir alle viel öfter tun! Raus aus dem Alltagstrott und auch mal was Unvernünftiges, Anderes probieren. Das tut soooo gut! Probiere es aus!

Wie-wäre-es-gewesen,-wenn …
Tobias bereut heute auf dem Sterbebett, sich nie getraut zu haben, mal ein Risiko eingegangen zu sein. Er wollte immer mal noch die Arbeitsstelle wechseln, aber hatte Angst davor, es könne schiefgehen, also blieb er bei ein und derselben Stelle und trug das Gefühl „Wie-wäre-es-gewesen,-wenn …“ ständig mit sich herum. „Heute ist es zu spät, denn ich habe keine Jahre mehr, ja nicht einmal Monate.“

Wenn ich hier noch einmal lebend rauskomme, dann …
Ähnliches erzählt mir Steffi. Sie habe lange überlegt, sich selbstständig zu machen. Das war eigentlich immer ihr Traum, dennoch wäre es ein Risiko gewesen, welches sie sich nicht getraut hat einzugehen. Sie blieb in der sicheren Existenz als Angestellte. Doch seit sie hier im Pflegebett liegt und gegen den Krebs kämpft, sagt sie: „Wenn ich hier noch einmal lebend rauskomme, dann gehe ich dieses Risiko ein, ganz bestimmt!“ Steffi kam wieder heraus und machte sich selbständig, was sie seither auch ist.

Was lernen wir daraus?

Also: Sei nicht immer vernünftig, tue auch mal was Verrücktes oder probiere mindestens pro Woche etwas Neues aus!

Es ist an der Zeit, endlich aus diesem Alltags-Trott-Gefängnis auszubrechen, indem du mal deine Gewohnheiten hinterfragst und was ganz Neues, vielleicht Verrücktes ausprobierst!

Probiere etwas aus, was du noch nicht kennst, beispielsweise:

- Lerne ein Instrument!
- Erlerne neue Rezepte!
- Probiere eine neue Sportart aus!
- Fahre Segway!
- Springe mit einem Fallschirm!
- Plane eine Ballonfahrt!
- Überquere die Alpen!
- Besuche eine Stadt, die du noch nicht kennst!
- Such dir einen neuen Urlaubsort!
- Kauf dir Buntstifte und male!
- Besuche einen Töpferkurs!
- Gehe in einen Gottesdienst!

Trete einfach nur raus aus dem Alltagstrott und rein in dein Leben!

Besuche einmal im Jahr einen Ort,
den du noch nicht kennst.

Dalai Lama

39. Trau dich zu trauern & zu weinen!

Trauern

Trau dich zu trauern
Trau dich zu weinen
Lass den Schmerz zu
Lass die Tränen raus

Atme tief durch
ein und aus
und dann sei
frei und gelöst

Bis zur nächsten Welle
wehre dich nicht
lass sie kommen
da sein und wieder ziehen

Trau dich zu trauern
Trau dich zu weinen
bis all der Schmerz betrauert
bis alles beweint ist.

Weinen tut uns gut und ist gesund. Diese Gefühle von Freude, Rührung und Trauer rufen Tränen in uns hervor. Sie zu unterdrücken, wäre nicht authentisch und vor allem eines: UNGESUND.

Ein Schlager aus den 70ern heißt: „Tränen lügen nicht". Trotzdem, wer ist schon gerne eine Heulsuse?

Doch weinen hilft demnach wirklich, sich besser zu fühlen, meint Forscher und Autor Asmir Gracanin von der niederländischen Universität Tilburg. *„Nach der anfänglichen Verschlechterung der Stimmung nach dem Weinen dauert es einige Zeit, bis sich die Stimmung nicht nur erholt, sondern auch über das Level steigt, auf dem sie vor dem emotionalen Ereignis gewesen war“*, laut Gracanin. Ein Mensch vergießt nicht umsonst im Schnitt 100 Liter Tränenflüssigkeit in seinem Leben, das hat die Natur nicht ohne Grund eingerichtet. Weinen und Trauern ist nicht gleichzusetzen mit Schwäche, im Gegenteil: Weinen hilft uns, Spannungen zu kanalisieren und abzubauen. Deshalb weinen Menschen von Geburt an. Nicht nur, weil wir traurig sind, sondern auch vor Rührung und Freude. Wie oft versuchen wir jedoch unsere Tränen zurückzuhalten, zu unterdrücken, weil wir denken, dass wir so Schwäche zeigen. Dabei ist längst bekannt, dass es auf Dauer krank macht, wenn man seine Emotionen unterdrückt und somit dauerhaft wider seiner Natur lebt.

Was zu viel ist, ist zu viel

„Ich bleibe authentisch und weine, wenn mal alles Scheiße ist“, sagt Emma. „Ich bin eigentlich ein sehr positiver Mensch. Ich lache gerne und oft, habe selten schlechte Laune, selten ein halb leeres Glas vor mir stehen, doch wenn was zu viel ist, ist es zu viel. Als ich

damals die Diagnose MS[22] nach der Liquoruntersuchung[23] (Gehirn- und Rückenmarksflüssigkeit) und MRT erhielt, da bin ich wirklich zusammengebrochen. Ich weinte tagelang, ungeniert, auch wenn mich so keiner bisher kannte. Aber ist das nicht normal? Ich betrauerte meine bisher hervorragende Gesundheit. Die Therapeutin in der MS-Klinik bestärkte mich, meine Gefühle auszuleben, dem Ganzen Raum zu geben."

---

[22] Multiple Sklerose (kurz MS) ist eine chronische entzündliche Autoimmunerkrankung des zentralen Nervensystems. Die Krankheit führt zu Schädigungen in Gehirn und Rückenmark. Bei den meisten MS-Betroffenen verläuft die Erkrankung in Schüben. Die Dauer eines Schubes beträgt meist einige Tage bis wenige Wochen. Symptome von Multiple Sklerose sind Erschöpfung, Koordinationsprobleme, Spastik, Sehstörungen, Empfindungsstörungen, Sprachstörungen, kognitive Störungen, Depressionen, Blasen- und Mastdarmstörungen oder Schmerzen. Die Ausprägung ist sehr verschieden, es kommt häufig schon früh zu bleibenden Schäden und einer Behinderung.

[23] Eine Liquoruntersuchung kann ausschlaggebend für die Diagnose der Multiplen Sklerose sein. Der Liquor wird auch als Nervenwasser bezeichnet. Er umfließt das Gehirn und das Rückenmark. Die wenigen notwendigen Tropfen für eine Untersuchung werden mit Hilfe einer Lumbalpunktion gewonnen, die nur wenige Minuten dauert.

Inzwischen weiß man:

- **Weinen baut Stress ab**

Wenn wir weinen, löst sich etwas, wir lassen locker und bauen so Stress ab.
Unsere Tränenflüssigkeit setzt unter anderem Enzyme wie Lysozyme oder das Hormon Prolaktin frei, welche sich ebenfalls positiv unter Stress auswirken sollen.

- **Tränen schützen das Auge**

Zwiebelschneiden ruft reflexartig Tränen hervor, um unser Auge zu schützen und vom lästigen Brennen zu befreien. Gleiches gilt, wenn ein Fremdkörper ins Auge gelangt, dann hilft die zusätzlich produzierte Tränenflüssigkeit, diesen herauszuspülen.

- **Weinen reinigt die Seele**

Tränen reinigen Körper und Seele, Forscher sind sich sicher: Weinen ist gut für unsere seelische und körperliche Gesundheit. Statt Frust, Stress, Trauer oder Wut anzustauen, sollten wir diesen von Zeit zu Zeit freien Lauf lassen.

Also Taschentücher raus und los!

**Kummer darf sich nicht
in unserem Herzen ansammeln
wie Wasser in einem trüben Tümpel.**

Vincent van Gogh

Das leere Bett, der leere Stuhl

Erna kam zur Trauerbegleitung zu mir, nachdem ich ihren Mann bis zuletzt begleitet hatte. Sie habe versucht stark zu sein, die Trauer, den Kummer zurückzuhalten, wegen ihrem Kind, aber jetzt ginge es ihr viel schlechter. Sie weine nur noch. „Auslöser dafür lauern im Alltag überall: das leere Bett, sein Fahrrad, der leere Ohrensessel weisen ständig auf das hin, was nicht mehr zurückkommt: mein lieber Mann. Mein Sohn sagt, er wolle Papa zurück, ich sei so doof und könne nicht Fußball spielen."

Schnell war klar, dass die ganze Familie Begleitung in ihrer Trauer braucht. Das Kind für sich, bei einer speziell ausgebildeten Trauertherapeutin für Kinder, und die Mutter für sich. Denn wenn sie weiter ihre Trauer hinunterschlucke, wird sie irgendwann depressiv und nachhaltig krank.

Erna konnte ihrer Trauer dann genügend Raum geben und lernte damit umzugehen, sie besuchte auch eine Trauergruppe, fand hier Gleichgesinnte und dort sogar ihren neuen jetzigen Lebenspartner.

Lebst und gestaltest du Abschiede und traurige Momente bewusst? Oder unterdrückst du deine Gefühle eher, beispielsweise Tränen?

40. Schätze deine Gesundheit

Besonders überwiegt die Gesundheit
alle äußeren Güter so sehr,
dass wahrlich ein gesunder Bettler
glücklicher ist als ein kranker König.

Arthur Schopenhauer

Gesundheit war für mich immer selbstverständlich

Schätzt eure Gesundheit und euren funktionierenden Körper, das ist nicht selbstverständlich, wie Conny mir weinend erzählt: „*Im Leben dachte ich nie, ich würde mal so krank sein. Ich hatte nie Probleme mit meinem Körper oder meiner Gesundheit, fühlte mich immer topfit, bis auf die ein oder andere Erkältung im Winter, wie sie mal jeder hat, doch sowas wie Speiseröhrenkrebs? Geschweige denn, dass ich zuvor schon einmal von einem Ösophaguskarzinom*[24] *gehört hätte! Das ist eine seltene Krebserkrankung, die die Schleimhaut der Speiseröhre betrifft. Das wurde mir vor 13 Monaten diagnostiziert, als ich eigentlich nur dachte, eine diesmal hartnäckigere Erkältung mit Halsentzündung zu haben. Inzwischen habe ich überall Metastasen, die Lunge ist betroffen … Nie hatte ich meine Gesundheit geschätzt,*

[24] Ösophaguskarzinome sind Tumore, die in und an der Speiseröhre entstehen. Auch Karzinome, die am Übergang von der Speiseröhre in den Magen auftreten, werden als Speiseröhrenkrebs/ Ösophaguskarzinom bezeichnet.

es war so selbstverständlich für mich, gesund zu sein. Wie würde ich es jetzt zu schätzen wissen!"

Seid dankbar für jeden schmerzfreien gesunden Tag!
Conny ist einer der Menschen, die von meinen Büchern wissen. Und lange bevor ich dieses Buch geplant hatte, sagte sie schon zu mir: *„Schreib das auf, dass andere gesunde Menschen es wissen, dass sie dankbar für jeden schmerzfreien, gesunden Tag sind und ihren funktionstüchtigen Körper zu schätzen wissen. Wenn man gesund ist, nimmt man es häufig als selbstverständlich, wie ich damals, doch das ist es nicht!"*

Auch wenn wir alle längst wissen, dass Gesundheit nicht selbstverständlich ist, vergessen wir es im Alltag. Ich notierte mir deshalb folgenden Satz nach der Begegnung auf meinem Spiegel Zuhause: Schätze deine Gesundheit, sie ist unbezahlbar und sie kann durch nichts ersetzt werden. Kranke Menschen haben nur einen Wunsch: GESUND SEIN ZU DÜRFEN – zu werden.

Ich war immer gesund, hatte nie etwas
Auch Philipp machte sich keine Gedanken um seine Gesundheit und sagt: „Ich hab mir nie groß Gedanken über meine Gesundheit gemacht, ich war ja auch immer gesund, hatte nie was, das war ganz selbstverständlich für mich. Ich lebte daher auch nicht besonders gesund, wie es viele Menschen tun. – Warum auch, es war ja alles ok. Einen Arzt brauchte ich nicht, weil immer alles

gut war bei mir. Deshalb vernachlässigte ich auch Routine-Untersuchungen nach dem Motto Zeitverschwendung, was soll da schon herauskommen? Doch eines Tages brach ich mit Unterleibschmerzen, die bis in den Rücken und meine Oberschenkel ausstrahlten, auf der Toilette zusammen und kam in die Notaufnahme! Der Arzt sagte: ‚Prostatakrebs'. Ich sagte: ‚Quatsch, da hätte ich doch was merken müssen!' Doch dem war nicht so und es sollte noch viel schlimmer kommen. Der Tumor hatte bereits Tochtergeschwülste ... Über meine Gesundheit hatte ich mir nie Gedanken gemacht. Jetzt, wo ich sie an den Krebs verloren habe, weiß ich, was ich daran hatte. Ich werde daran sterben, das ist sicher."

Mir scheint, als stimmt das alte deutsche Sprichwort:

Gesundheit schätzt man erst,
wenn man sie verloren hat.

Deutsches Sprichwort

ALLERDINGS ACHTUNG:

Die ständige Sorge um die Gesundheit
ist auch eine Krankheit.

Platon (427-348 od. 347 v. Chr.)

Dass ich einmal so früh sterben muss, hätte ich nie gedacht

„Ich hätte nicht rauchen dürfen, aber ich begann mit 15 zu rauchen, heute mit 39 weiß ich das", sagt Michi. „Jetzt werde ich innerhalb von sechs Monaten an

einem Lungenkrebs sterben. Das weiß man ja eigentlich und gerade heute, mit diesen grusligen Fotos auf den Zigarettenschachteln, erst recht. Aber ich sagte mir immer, dass wir alle eines Tages sterben müssen, doch dass ich so früh sterben muss, habe ich nie gedacht. Ich wollte ja immer wieder aufhören, doch das war eine unüberwindbare Herausforderung für mich. – Rauchst du?", fragt er mich. Ich verneine. „Dann fange auf keinen Fall damit an! Sage allen, sie sollen mit allen Mitteln versuchen es aufzugeben und sobald als möglich aufhören. Es ist eine Droge, es ist eine Krankheit – eine Sucht."

Seine Mitteilung ist klar: Es ist zu spät für ihn aufzuhören, aber für alle Raucher, die dies hier lesen, noch nicht!
Auch medizinische Vorsorgeuntersuchungen sind wichtig, denn sie können Leben retten, wie nachfolgende Beispiele uns zeigen.

Krebs bekommen nur andere, doch nicht ich!
„Wäre ich rechtzeitig zur Vorsorge gegangen, dann wäre mir dieses Stoma, der künstliche Darmausgang, wohl erspart worden", sagt Paulina heute und zeigt mir den Beutel an ihrem Bauch. „Ich bin Darmkrebs-Patientin und will, dass mein Schicksal anderen erspart bleibt, schreibe also gerne alles auf! Ich war dumm, denn aus einer Mischung von Scham und Gleichgültigkeit ging ich nie zur Vorsorge, obwohl mein Arzt mich immer wie-

der darauf hingewiesen hat, da wir eine familiäre Häufung von Darmkrebserkrankungen haben. Doch Krebs und Krankheiten bekommen andere, dachte ich immer, auf keinen Fall ich. Meine Devise war auch immer: ‚Gehst du zum Arzt, findet der immer was.' Daher hab ich es lieber gleich gelassen. Nun habe ich den Salat."

Viele Menschen scheuen Vorsorgeuntersuchen, dabei könnten viele Erkrankungen noch rechtzeitig entdeckt werden. Gerade die Darmkrebsvorsorge ist so wichtig! In den letzten Jahren wird sogar im Fernsehen immer wieder für die Darmkrebsvorsorge geworben.
Hans war auch einer von denen, die nie zur Vorsorge gingen. Nach seiner jetzigen Erfahrung setzt er sich sogar dafür ein, „Werbung" für die Darmkrebsvorsorge zu machen, um anderer Menschen Leben zu retten.

Mit sowas gehe ich doch nicht zum Arzt
Als Hans damals eines Morgens bei der Morgentoilette Blut im Stuhl entdeckte, ignorierte er es zunächst. Irgendwann sprach er mit seiner Frau darüber. Im Traum dachte er aber nicht daran, mit sowas zum Arzt zu gehen. Seine Ehefrau Angelica setzte sich jedoch durch, meldete ihren Mann zur Untersuchung an und begleitete ihn. „Was soll ich sagen? Ich verdanke meiner Frau Angelica mein Leben! Denn es war schon fünf vor zwölf."

Vorsorgeuntersuchungen ignorierte ich

Heinz erzählt mir, sein Hausarzt habe ihm schon seit Jahren immer wieder gesagt, dass es Zeit wäre, auch einmal zur Darmkrebsvorsorge zu gehen. Als endlich ein Termin vereinbart war, ließ er auch diesen verstreichen. „Dann musste ich aber zum Urologen, weil ich anderweitig Probleme hatte, und der untersuchte den Enddarm durch Abtasten gleich mit und entdeckte dabei eine fast Handteller große, bösartige Geschwulst am Schließmuskel." Er wurde innerhalb weniger Tage operiert. Sein Glück war, dass der Tumor noch nicht gestreut hatte. „Künftig lasse ich keine Vorsorge mehr aus", sagt er beschämt, „auch wenn ich noch so Angst davor habe."

Warst du immer regelmäßig bei der Vorsorge?

Andere Vorsorgeaspekte wie Patientenverfügung, Vollmacht und „Wie möchte ich bestattet werden?" findest du im Kapitel 12 „Sorge vor!".

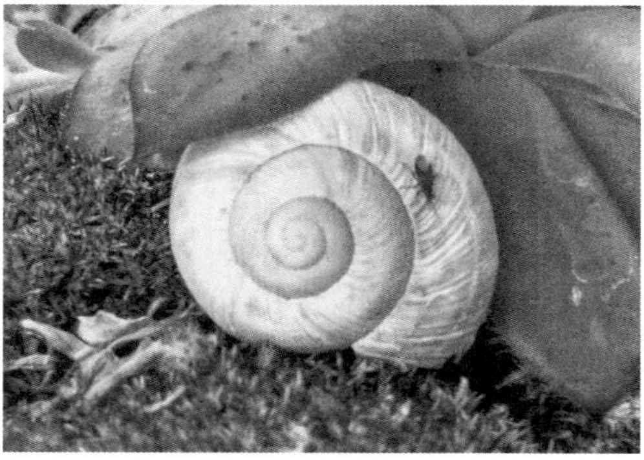

41. Schönheit ist nicht alles

Die Schönheit der Dinge lebt in der Seele dessen,
der sie betrachtet.

David Hume

Da hilft dann auch keine Schminke mehr

Ellen erzählt mir: *„Ich gehörte zu denen, die immer perfekt geschminkt waren, die Frisur immer gemacht, für mich war Ästhetik eben wichtig, sehr wichtig. Irgendwann hatte ich in der Nasenhöhle eine kleine Wunde. Die Kosmetikerin gab mir ne Salbe und weiter hab ich mir nichts gedacht. Doch es wurde nicht besser. Ich versuchte es mit einer Salbe aus der Apotheke, es verstrich wieder eine Zeit lang und es wurde immer schlimmer. Irgendwann nach Hausarzt und Hautarzt war ich in der Hautklinik. „Sie haben Nasenkrebs“, sagte der Arzt dort schließlich, „ein Plattenepithelkarzinom[25].“ Da wusste ich noch nicht, was kommen wird. Schau mich jetzt an, mein Gesicht ist dermaßen entstellt, dass mich alle angaffen, ob in der U-Bahn, beim Bäcker, egal, wo ich gehe und stehe. Ich dachte, es gäbe sowas wie Gesichtschirurgie. Von wegen! Bei so einer großen offenen*

---

[25] Das Plattenepithelkarzinom (auch Spinaliom, Stachelzellkarzinom genannt), ist der zweithäufigste bösartige Hauttumor und wird dem weißen Hautkrebs zugeordnet. Je nachdem, wo dieser Hauttumor auftritt, z.B. im Nasen-, Mund-, Rachenbereich wird dieser dann als orales oder nasales Plattenepithelkarzinom betitelt.

Wunde kannst du das vergessen! Soviel zu perfektem Aussehen, da hilft auch keine Schminke mehr. Ihr Mann liebt sie trotzdem und sagt ihr täglich: *„Ich fand immer schon DICH schön und sexy, du bestehst nicht nur aus deinem Gesicht, Ellen! Als wir uns kennenlernten, verliebte ich mich zuerst in die, mit der ich stundenlang über Gott und die Welt reden konnte, und das können wir heute noch!"*

Schön ist, was in uns ist, wie wir sind, wie wir uns geben. Schönheit lässt sich eben nicht auf ein perfektes Äußeres reduzieren. Diese wahre Schönheit zeigt sich vielmehr in unserem Innersten, dem, was uns wirklich als Person ausmacht. Die gute Nachricht dabei ist: Diese Schönheit vergeht nicht! Denn wie das alte Sprichwort sagt: „Wahre Schönheit kommt von innen!" Unser wahres Strahlen, unsere Ausstrahlung kommt immer nur von innen.

Viele meiner Freundinnen beneideten mich um meine Perücke

Caroline erzählt mir von ihrer ganz neu entdeckten Schönheit: „Offensichtlich konnte mir kaum jemand, der es nicht wusste, ansehen, dass ich Krebs habe, denn ich hatte eine so hübsche Perücke. So tolles Haar hatte ich zuvor nie. Außerdem war es so unglaublich praktisch. Einfach morgens aufstehen, meine Blonde-Mähne-Perücke drauf, bisschen Tusche auf die wenigen übrigen Wimpern und zack fertig! Perfekt gestylt sozu-

sagen. Viele meiner Freundinnen beneideten mich nun um mein volles Haar. Natürlich war es hart, keine eigenen Haare mehr zu haben, das war echt ein einschneidendes Erlebnis für meine Identität als Frau, für mich, die ich immer so auf perfektes Haar, schöne Färbung und tollen Schnitt achtete. Doch diese Schönheit war nicht alles. Irgendwann traute ich mich erst gegenüber meinen Kindern und meinem Mann, mich auch ohne Haare zu zeigen, später auch bei Freunden, Kollegen und so weiter. Ich strahlte trotzdem, denn wahre Schönheit kommt wirklich von innen. Schönheit macht nicht die perfekte Frisur, Figur oder Markenklamotte."

Charme ist der unsichtbare Teil der Schönheit,
ohne den niemand wirklich schön sein kann.

Sophia Loren

Mir fehlte was – ich war keine Frau mehr

Den Knoten hat Leonore selbst gefühlt. Da sie genetisch vorbelastet ist, hat sie ihre Brust regelmäßig abgetastet. Ihre Großmutter, Mutter und Tante hatten auch schon Brustkrebs. Daher war sie von der Diagnose nicht ganz aus der Bahn geworfen. Sie wusste ja schon, was nun alles folgt: Stanzbiopsie, Chemo und Bestrahlung, auch der Arzt sagte sogleich zu ihr: „Sie wissen es ja schon, wie das ablaufen wird." Denn er behandelte schon ihre halbe Verwandtschaft. Leonore kam gut mit allem zurecht, bis sie nach der Brustamputation aufwachte. Das war zu viel, sie fühlte sich beraubt, als fehle etwas,

etwas ganz Entscheidendes, ohne dass sie nicht weiterleben könne. Jeder würde es sehen, sie ansprechen. Das würde ein großes Problem für sie darstellen, denn ihre Brust war immer ein Teil ihrer Identität. Wer sei sie denn noch ohne Busen, fragte sie mich weinend und verzweifelt. „Ich will doch nur meinen Busen zurück", sagte sie auch Wochen nach der OP noch. Sie war voller Scham mir gegenüber, denn ihr war ja klar, dass diese Operation überlebensnotwendig war, dennoch sei sie nicht mehr schön und keine Frau mehr.

Je 40 Gramm Silikon

Ähnlich erging es Nina, die beide Brüste abgenommen bekam. Auch sie wollte dringend ihre Brüste wieder. Daher ließ sie sich je 40 Gramm Silikon einsetzen, nachdem alles so weit genug verheilt war. „Dennoch", sagt sie, „kann ich mir gar nicht vorstellen, dass Frauen so eine Prozedur rein aus Schönheitsgründen auf sich nehmen. Denn das ist ja schon ein ganz schönes Gemetzel", meinte sie. Ihr Körper fühlte sich nach der Operation an, als sei ein Laster über sie gefahren. „Für eine gefühlte Ewigkeit hat man Drainagen, später einen Kompressions-BH." Nina kam zu dem Entschluss: „Schönheit ist nicht alles, ja, aber keine Brust zu haben, geht auch gar nicht."

Unser aller Lebenszeit ist begrenzt …
Immer enger, leise, leise
Ziehen sich die Lebenskreise,

Schwindet hin, was prahlt und prunkt,
Schwindet hoffen, hassen, lieben,
Und ist nichts in Sicht geblieben
Als der letzte dunkle Punkt.

Theodor Fontane

Mein Sexleben ist vorbei

Greta: „Als der Arzt mir sagte, ich bekäme einen künstlichen Darmausgang über die Bauchdecke, war mein erster Gedanke: Mein Sexleben ist vorbei. Als ob das das wichtigste wäre! Vor allem in so einem Moment! Aber es war mein erster Gedanke und ich hörte dem Arzt nicht mehr zu. Kein Sex, kein Bikini, ... Wer mag mich denn so noch? Wenn mein Kot künftig aus der Bauchdecke kommt? Ich war geschockt. Der Arzt verstand mich nicht, nicht direkt, aber er klärte mich auf, was passiert, wenn ich mich nicht operieren lasse. Ich verstand, dass ich dann sterbe. Aber so ein STOMA ...? Da sterb ich auch? Ich wollte mich am liebsten nur noch zurückziehen und die Decke über den Kopf ziehen." Doch Greta lernte, mit Hilfe der Psychoonkologin und im Austausch mit anderen Betroffenen, bald routiniert und selbstbewusst mit dem Stomabeutel umzugehen und sie sagt inzwischen sogar: „Er gehört jetzt zu mir und nur so habe ich überlebt. Ich habe keinerlei Einschränkungen mehr dadurch in meinem Leben."

Bist du eitel?
Wie wichtig ist dir Schönheit?
Wie sehr beeinflussen dich Äußerlichkeiten?

42. Lächle!

Lächle und die Welt verändert sich.

Buddha

Deshalb lächle, so oft du nur kannst!

Ich hatte wirklich nichts zu lachen

Gregor erzählt mir: „Ich musste mein ganzes Leben lang kämpfen und ich hatte wirklich nichts zu lachen und dann jetzt auch noch der Scheiß-Krebs, aber ich sage dir: Ein kleines Lächeln kann jeden Tag zu einem guten Tag machen und es ist die schnellste Verbindung zwischen zwei Menschen, von einem Lächeln zu einem Lächeln, von Herz zu Herz …

Er hat SO recht – also: LÄCHLE!!!

Warum?

Weil es gut tut.
Weil es ansteckend ist.
Weil es die Welt verändert.
Weil das Leben schön ist.
Weil es dir und allen anderen gut tut.
Weil nichts so schlimm sein kann,
um es nicht zu tun.
Weil man die meisten Menschen danach
beurteilen kann, worüber sie lachen.
Weil Menschen so viel besser aussehen,
wenn sie lächeln.

Es gab nur zwei Varianten: jammern oder lächeln

Nadine berichtet: „Nach der Diagnose konnte ich entweder ‚rein ins Tal des Jammerns' und mich hängen lassen oder mich bewusst dazu entscheiden zu ‚lächeln'. Zugegeben, ich hatte immer schon einen Galgenhumor und nun ‚mit ohne Haare' und mit meinem aufgeschwemmten Körper musste ich mich neu entscheiden, ob ich heule oder lache. Ich entschied mich für ein Lachen, ja wirklich, weil es wie das Lächeln, wenn man beispielweise auf einen Stift beißt, automatisch zur Ausschüttung von Endorphinen führt, weil die Mundwinkel dann bewusst durch das Draufbeißen nach oben gehen. Ja, es war meine eigene Entscheidung, den Krebs mit hängenden Mundwinkeln oder lächelnd in meinem Leben anzunehmen. Das tat ich sogar alles mit einer Portion Humor, um den Krebs später wieder loszulassen. Ich bin wieder gesund! Was soll ich sagen, ich bin fest davon überzeugt, dass mein Lächeln mir darüber hinweghalf, klar, neben Chemo usw. Aber es hatte sicher seine Wirkung, dem Krebs mit einem Lächeln zu begegnen, statt ‚dagegen anzukämpfen'. Ich bin seit fünf Jahren frei vom jeglichem Krebs und meinen Humor habe ich nie verloren!"

Wir lachen nicht, weil wir glücklich sind –
wir sind glücklich, weil wir lachen!

Dr. Madan Kataria

Madan Kataria ist ein Arzt aus Indien,
Begründer der Lachyoga Bewegung

Galgenhumor kann helfen

„Mit Humor gegen den Tumor", so lautet das Motto der 48jährigen Carla, Galgenhumor also. „Na ja", sagt sie, „heulen hilft da auch nix. Dann ist es besser, das Ganze mit ein wenig Humor zu nehmen. Lachen und Humor ist gesund, der Volksmund sagt sogar ‚die beste Medizin' und längst wissen wir, dass Lachen Stress reduziert und Endorphine ausschüttet. Freilich lässt sich auch mein Tumor nicht weglächeln", sagt Carina, „aber wegweinen auch nicht. Dann lache ich doch lieber und mache das Beste daraus! Im Grunde ist ja auch das Konzept der Klinikclowns so konzipiert. Dieses Konzept wird schon längst nicht mehr nur für Kinder eingesetzt. Sie wollen Freude, Humor und ein Lächeln in die Krankenzimmer zaubern."

Jeder Tag, an dem du nicht lächelst,
ist ein verlorener Tag.

Charlie Chaplin

709560 Stunden bin ich schon alt

Humor ist so wichtig! Irmgard, sie ist 81, sagt selbst von sich: „Es ist ein gesegnetes Alter." Sie erzählt mir, sie habe heute beim Besuch von Tochter und Enkel ihre Lebensjahre in Tage, Stunden, Minuten umgerechnet. Die Enkelin habe so eine Freude am Rechnen, zumindest noch. Und nachdem sie nun ihr Alter in Stunden weiß, weiß sie auch, sie hatte genug, ja eine lange Lebenszeit. „Es war ein schöner Nachmittag mit der

Familie, wir haben viel miteinander gelacht, gerade beim Anblick meines Alters in Stunden", sagt sie. Trotzdem nahm sie diesen lustigen Nachmittag zum Anlass, ihrer Tochter zu erklären, dass sie keine weitere Chemo mehr möchte. Das müsse sie angesichts der 709560 Stunden Lebenszeit doch verstehen. Und sie verstand es.

Interessant ist, dass wir das Lachen wirklich auch üben können. Versuche einfach mal, eine Weile zu lachen, gerne künstlich hihihihihi, hahahahaha oder auch wie der Weihnachtsmann hohohohoho und dann wieder von vorne ... Irgendwann musst du nämlich automatisch über dich und dein künstliches Gelache ganz herzhaft natürlich lachen – und das setzt Endorphine frei, verbessert und hebt die Stimmung. Probiere es gleich aus!

Alles, was wir tun,
hat Auswirkungen auf die ganze Welt.

Dalai Lama

Also, lasst uns lächeln!
Gehe den nächsten Einkauf in der Passage oder im Supermarkt lächelnd die Regale entlang oder lächle während der nächsten U-Bahn-Fahrt und beobachte, was passiert!

43. Hoffe! Vertraue & sei zuversichtlich!

Im Himmel hab ich dann keine Schmerzen mehr

„Wenn ich an den Tod denke, dann ist das für mich der Anfang eines neuen, schmerzfreien Lebens“, so Guiseppe, der nun nach mehreren Chemotherapien nicht kampflos aufgibt und resigniert, sondern auf ein Leben danach vertraut. Auf Grund seines Glaubens ist er zuversichtlich. Er sagt, es sei nun ok, er könne loslassen, sein Leben hier beenden. Danach geht es für ihn in einer anderen, schöneren Welt ohne Schmerz, ohne Trauer, ohne Leid weiter. Er ist tiefreligiös und dieser Glaube an ein Leben danach hilft ihm, das Erdenleben hier loszulassen. Er hat seinen Frieden damit gemacht zu sterben, um im Jenseits weiterzuleben, seine Eltern und Großeltern dort wiederzusehen. Zum Abschied gibt er mir noch ein Kärtchen mit dem Psalm 23 mit, der habe ihm gerade in den letzten Wochen viel Kraft gegeben. Da wusste ich, dass ich ihn bei meinem nächsten Besuch hier auf der Palliativstation nicht wiedersehen werde, so war es dann auch. Am nächsten Tag war er verstorben, nachdem er die letzte Ölung seines Priesters erhalten hatte.

Bei unserer Suche nach Glück
hilft uns die Kraft der Hoffnung.

Dalai Lama

- Worin vertraust du?
- Auf wen baust du?
- Was macht dich zuversichtlich?
- Was schenkt dir Hoffnung?

In der Klinik starben viele Mitpatienten, irgendwann waren sie dann weg

Bernhard erzählt mir, wie viele Menschen während seiner Krankenhausaufenthalte rechts und links von ihm weggestorben sind. Da fiel es ihm schwer, noch zu hoffen und zuversichtlich zu bleiben. Seine Schwester schenkte ihm, als gerade wieder viele um ihn herum starben, eine Fabel von Äsop. Sie enthielt die Botschaft, er solle es so wie der „strampelnde Frosch“ machen und die Hoffnung nicht aufgeben!

Frösche im Milchtopf

In der Nähe eines Bauernhofes stand ein Eimer. Zwei Frösche kamen vorbei und waren neugierig, was da wohl im Eimer sei. Also sprangen sie mit einem mächtigen Satz in den Eimer hinein. Es stellte sich aber heraus, dass das keine gute Idee gewesen war, denn der Eimer war halb gefüllt mit Milch. Da schwammen die Frösche nun in der Milch, konnten aber nicht mehr aus dem Eimer springen, da die Wände zu hoch und zu glatt waren und sie keinen festen Halt hatten. Der Tod war ihnen so gut wie sicher.

Der eine der beiden Frösche war verzweifelt und jammerte: „Wir müssen sterben, hier kommen wir nie wieder heraus!“ Und er hörte mit dem Schwimmen auf, da alles ja doch keinen Sinn mehr hatte. Der Frosch ertrank in der Milch. Der andere Frosch aber sagte sich: „Die Sache sieht nicht gut für mich aus. Aber ich gebe noch lange nicht auf. Ich bin ein guter Schwimmer, ich schwimme, so lange ich kann.“ Und so stieß der Frosch kräftig mit seinen Hinterbeinen und schwamm im Eimer herum. Immer weiter. Er schwamm und schwamm und schwamm. Und wenn er müde wurde, munterte er sich selbst immer wieder auf. Tapfer schwamm er immer weiter, mit einer unglaublichen Ausdauer. Und irgendwann spürte er plötzlich unter seinen Füßen eine feste Masse. Ja tatsächlich – da war keine Milch mehr unter ihm, sondern eine feste Masse. Durch das Treten hatte er die Milch zu Butter geschlagen! Nun konnte er aus dem Eimer in die Freiheit springen und war gerettet. Es gibt immer Hoffnung, auch wenn uns diese im ersten Moment nicht sichtbar erscheint.

Der eine Frosch gab auf, weil er keine Hoffnung mehr hatte und keinen Sinn mehr im Weiterstrampeln und Schwimmen sah. Er starb. Der andere Frosch war zuversichtlicher, strampelte in der Mich weiter und so wurde diese zu Butter und er überlebte.

Welcher Frosch wärst du?

Bist du eher voller Hoffnung und voller Zuversicht oder gibst du schnell auf?

Auch die Beschäftigung mit Spiritualität kann Hoffnung und Zuversicht schenken.

Ich komme in den Himmel
„Spiritualität ist ein menschliches Grundbedürfnis, das weiß ich seit meiner Krebsdiagnose ganz gewiss“, sagt Paolo. „Denn es gibt etwas zwischen Himmel und Erde oder eben da oben oder wo auch immer. Dabei ist es egal, ob wir dieses Etwas Allah, Gott oder Mutter Natur nennen, egal welcher Religion wir angehören. Ich denke, es ist nur wichtig, sich auch dazu Gedanken zu machen, und sei es nur, um für sich selbst festzustellen, nichts dergleichen zu glauben. Mir gibt die Vorstellung, in den Himmel zu kommen, viel Kraft und Zuversicht.“

Wiedersehen im Himmel
Roman, ein eigentlich nicht sehr gläubiger 81jähriger Mann, den ich in meinen ersten Berufsjahren in einem Alten- und Pflegeheim begleiten durfte, sagte eines Nachmittags zu mir: „Wiedersehen, bis dann in etwa 30-50 Jahren!“ Ich fragte, was er damit meine. „Wir werden uns zwar hier unten nicht mehr wiedersehen, aber oben!“ Dabei deutete er auf den Himmel. Ich verabschiedete mich mit einem: „Ganz bestimmt!“ Er verstarb in der darauffolgenden Nacht.
Seither bin ich fest davon überzeugt, dass ich alle Menschen, die ich begleitet habe, wieder treffe, was meine Haltung als Palliativfachkraft unheimlich prägte.

Auf was vertraust du?
Was schenkt dir Hoffnung und Zuversicht?

44. Nimm Hilfe an!

Es fiel mir so schwer

„Hilfe anzunehmen ist kein Zeichen von Schwäche, sondern vielmehr Stärke. Viele Menschen helfen zwar gerne anderen, können aber selbst nur schwer Hilfe annehmen, so war ich auch“, erzählt mir Frieda. „Es fiel mir so schwer, Hilfe anzunehmen, nicht die ganzen medizinischen Maßnahmen im Krankenhaus, sondern eher psychosoziale, seelsorgerliche Gespräche. Vor meiner Erkrankung hätte ich mir nie vorstellen könne, ja ich habe andere sogar dafür belächelt, zu einem Therapeuten zu rennen. Dabei bin ich heute so dankbar um meine Psychoonkologin.“

Wer sich nicht selbst helfen will,
dem kann niemand helfen.

Johann Heinrich Pestalozzi (1746-1827)

Im Leben ist es so wichtig Hilfe anzunehmen und um Hilfe bitten zu können, schon in der Bibel stand:
Bittet, dann wird euch gegeben; sucht, dann werdet ihr finden; klopft an, dann wird euch geöffnet. Denn wer bittet, der empfängt; wer sucht, der findet; und wer anklopft, dem wird geöffnet.

Doch: **Mancher ertrinkt lieber, als dass er um Hilfe ruft.**

Wilhelm Busch (1832-1908)

Die Therapeutin hörte aufmerksam zu, nahm sich Zeit

Doris berichtet: „Ich wurde von Anfang an, direkt nach der Diagnose von einer Therapeutin in der Klinik begleitet. Ihr konnte mit ihr regelmäßig sprechen, über quasi alles. Ich kann dir sagen, was die sich alles anhören musste. Ich hatte so schlimme Ängste, Todesängste bis hin zu Panikattacken. Sie hörte aufmerksam zu, nahm sich Zeit, gab mir Tipps, lehrte mich Strategien zum Umgang und so weiter. Das war wirklich sehr hilfreich für mich. Ein weiteres großes Thema in den Gesprächen war meine Angst, meine Töchter können ebenfalls an Brustkrebs erkranken. Auch hier stand sie mir und meinen Töchtern mit Rat und Tat zur Seite."

Während Doris mit einer Selbsthilfegruppe nichts anfangen konnte, erzählt Anna von ihren überaus wertvollen Erfahrungen mit der Darmkrebs-Selbsthilfegruppe.

Solche Tipps geben dir nur Gleichgesinnte

„Für mich war die Darmkrebs-Selbsthilfegruppe ein wirkliches Geschenk", sagt Anna, 51 Jahre. „Viele Fragen und Probleme konnte ich dort unter Gleichgesinnten klären. Dort waren Frauen und Männer, die genau verstanden haben, wie es mir geht, weil sie ebenfalls Laien sind und Ähnliches erlebt haben. Als ich eines Tages von meinem Stoma beschämt und weinend in der Gruppe erzählte, bekam ich so viel Verständnis, so viele wertvolle Tipps, wie sie mir ein Arzt niemals hätte

geben können, na ja, aber auch, weil ich das so ungeniert gar keinem Arzt erzählt hätte – und so viel Zeit hat ein Arzt ja auch gar nicht.“

Es weiß niemand besser,
wo ihn der Schuh drückt,
als der, der ihn trägt.

Deutsches Sprichwort

Die Psychoonkologin gab mir Kraft

„Nach der Chemotherapie während der Reha habe ich die Möglichkeit gehabt, über meine Situation nachzudenken und mit Mitpatienten in einer Art Selbsthilfegruppe darüber zu sprechen. Doch das machte alles nur noch viel schlimmer. Von Mitpatienten zu hören, was noch alles auf mich zukommen würde, das war einfach zu viel für mich. Dann bekam ich eine Überweisung in eine Psychoonkologische Beratungspraxis, zu Einzelgesprächen. Irgendwie hatte ich da schon den Mut verloren, das mit der Selbsthilfegruppe reichte mir schon. Eine Freundin und mein Arzt drängten mich jedoch dazu, es wenigstens mal zu versuchen. Das hat mir dann auch wirklich geholfen. Ich lernte dadurch mit mir, meiner Erkrankung und meiner Veränderung zurechtzukommen. Ich lernte von der Psychoonkologin, dass meine Ängste ganz normal sind und ich habe gelernt, über meine Ängste und damit verbundenen Wünsche auch mit meinem Mann, meinen Kindern und Eltern zu sprechen. Das gab mir viel Kraft.“

Hilfe anzunehmen war nicht leicht für mich

„Für mich war Hilfe annehmen immer so ein wenig abgestempelt. Es hatte für mich immer so einen Beigeschmack von: ‚Oh, der muss zum Psychoarzt!‘ Heute weiß ich, dass das Quatsch ist und dass wir alle zu einem Psychotherapeuten gehen sollten, uns die Hilfe holen sollten, die wir benötigen, ebenso wie ich bei einem gebrochenen Bein zu einem Orthopäden gehe. Als ich das endlich für mich kapiert hatte, konnte ich mich auf den Therapeuten einlassen. Nachdem ich auch noch wusste, ich kann mit ihm über alles sprechen, weil er der Schweigepflicht unterliegt, machte ich mich locker und bin heute dafür sehr dankbar. Bis heute, wenn ich Probleme habe, vereinbare ich einen Termin bei ihm. Es ist schön zu wissen, wenn der Krebs irgendwann zurückkehren sollte: ‚Ich bin nicht allein, da ist jemand, der ist neutral, obwohl er mich und meine Geschichte kennt, der hört zu, dem kann ich mich anvertrauen.‘“

Hilfe annehmen können

„Meine 81jährige Mutter wünschte sich nach ihrer Krebsdiagnose, auf jeden Fall zu Hause zu sterben. Sie ließ niemanden außer mich, ihre älteste Tochter, an sich heran“, erzählt Gerald. „Doch nach einigen Wochen kam ich schon fast auf dem Zahnfleisch daher, ich dachte, das schaffe ich nicht alleine. Gleichzeitig wollte ich das aber auch nicht zugeben, ganz wie die Mutter eben. Aber es half nichts, ich sagte meiner Mutter, dass ich einen Pflegedienst sowie den örtlichen Hospizdienst

bestelle, weil ich das alleine nicht schaffe. Zunächst war sie nicht begeistert. Auch sie gehört zu denen, die lieber alles alleine schaffen, das habe ich wohl von ihr. Später stellte sich jedoch heraus, dass es genau richtig war und sie dadurch von mir und den anderen wunderbar begleitet Zuhause einschlafen konnte.“

Fällt es dir leicht, um Hilfe zu bitten?
Kannst du Hilfe annehmen?

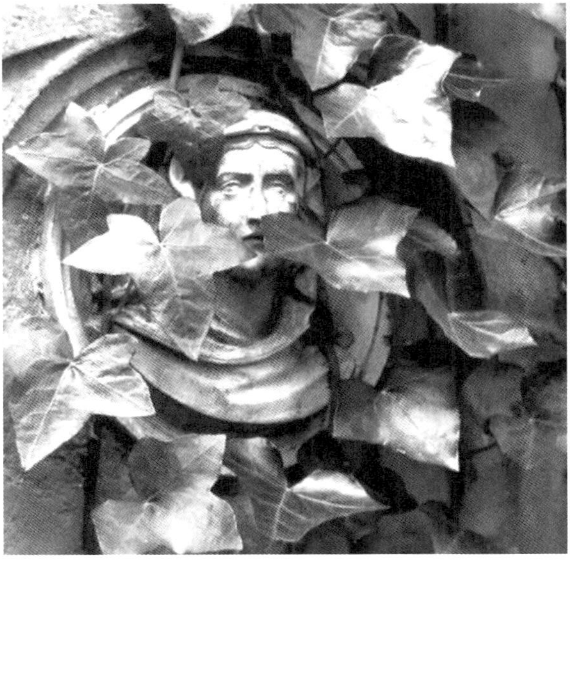

Nachwort

Herzlichen Dank für deine Zeit, die du diesem Buch gewidmet hast. Bevor du nun in deinen Alltag zurückkehrst, habe ich noch nachfolgende Fragen & Bitten an dich:

- **Welche dieser 44 Lebensweisheiten hat dich am stärksten berührt?**
- **Welches Thema hat dich nachhaltig beschäftigt?**
- **Welches waren diese ein, zwei oder auch gar drei Punkte, welche DICH gemeint haben?**
- **Worin findest du dich wieder?**

Notiere dir deine Antworten und nimm dir Zeit, innerhalb der nächsten drei, vier Tage, nur einmal eine halbe Stunde, um dir diese Aspekte anzuschauen. Denn du hast vermutlich noch Zeit, diese umzusetzen und zu verwirklichen. Lerne so etwas für dich, von diesen weisen, sterbenden, oder schwerkranken Menschen. Profitiere so wie ich von diesen vielen Jahren Lebenserfahrung, die sich in diesem Buch durch die Summe dieser Begleitenden ergibt. Ich durfte so viel für mich und mein Leben mitnehmen. Nimm auch du etwas daraus mit! Vielleicht nimmst du ein, zwei Handlungsimpulse für dich und dein Leben mit in deinen Alltag.
Sicherlich gibt es viele weitere solcher Botschaften und Lebensweisheiten, daher erhebe ich keinen Anspruch auf Vollständigkeit. Ich sage meinen Teilnehmern in Qualifikationskursen immer wieder, dass das wahre

„Praktikum“ jedoch unser Leben bis zuletzt ist. Wir lernen täglich bis zu unserem letzten Atemzug dazu. Und wer weiß, welche Erkenntnis wir in unserem Sterbebett für die Lebenden hinterlassen dürfen.

Ich wünsche euch allen ein erfülltes, glückliches Leben!
Eure **Marion** Jettenberger

marionjettenberger@gmail.com

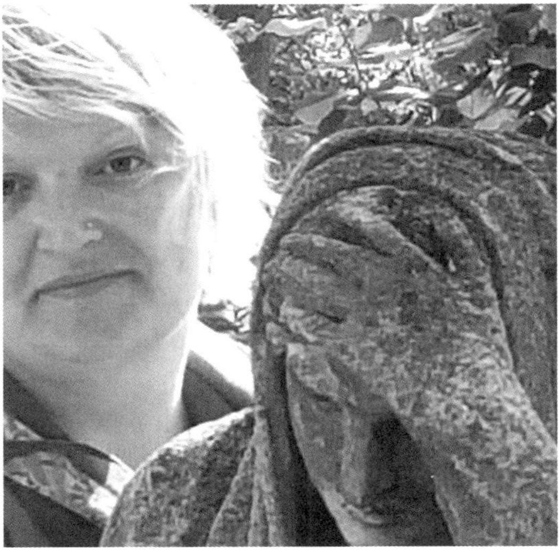

Bereits erschienen

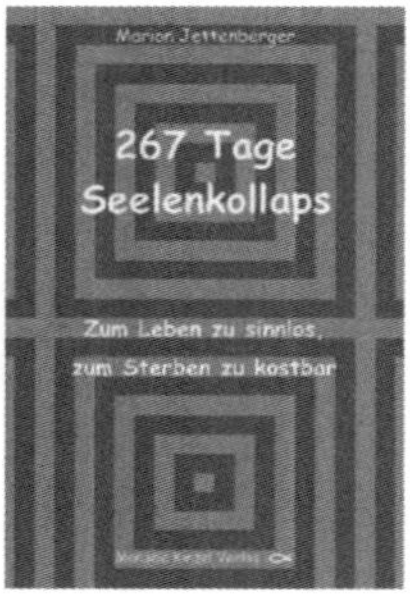

267 Tage Seelenkollaps

Zum Leben zu sinnlos, zum Sterben zu kostbar

von Marion Jettenberger

Die 33jährige Marion führt ein zufriedenes, glückliches und erfolgreiches Leben als junge Künstlerin, Therapeutin und Autorin für Fachbücher und Magazine. Doch eines Tages war sie, nach einer Lebensenttäuschung am Arbeitsplatz, 'wie ausgeknipst'. Diagnose: erst anpassungsgestört, dann depressiv. Ihr Weltbild wackelt. Es beginnen 267 Tage des Kampfes gegen und später mit Depression, Angst, Panik, der Sinnlosigkeit des Lebens.

Taschenbuch, 200 Seiten, 978-3-95544-039-8 * 12,50 €

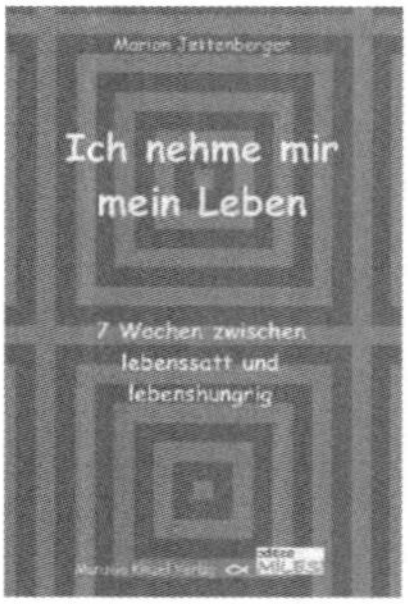

Ich nehme mir mein Leben

7 Wochen zwischen lebenssatt und lebenshungrig

von Marion Jettenberger

Sie schreibt sich Wort für Wort, Zeile um Zeile ihre durchlebte Depression und darauffolgende suizidale Krise förmlich von der Seele. Schonungslos, unverschämt und offen beschreibt sie ihre Erlebnisse, mit dem Ziel, den gesellschaftlichen Vorurteilen, wie beispielsweise „die ist doch bekloppt“, aufzuräumen und für mehr Toleranz gegenüber psychischer Erkrankung aufzurufen. Zeitgleich schenkt sie mit ihrem Erfahrungsbericht vielen Betroffenen eine Stimme und macht ihnen Mut, ihr Leben zu genießen.

Taschenbuch, 108 Seiten, 978-3-95544-898-1 * 9 €

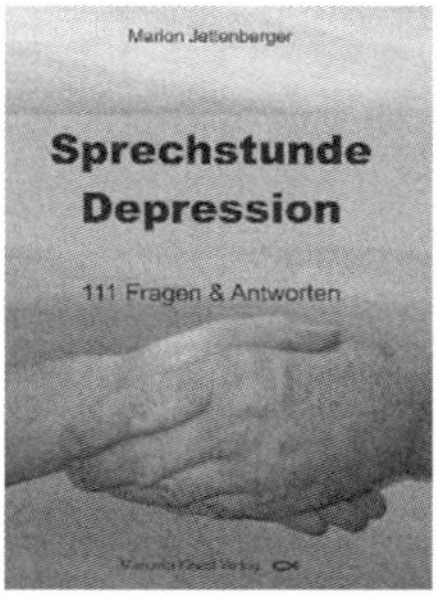

Sprechstunde Depression * ***111 Fragen & Antworten***

von Marion Jettenberger

Affektive Störungen werden bis zum Jahr 2020 laut WHO weltweit die zweithäufigste Volkskrankheit sein.
Die Autorin möchte in einfacher Sprache immer wiederkehrende Fragen fachlich und persönlich beantworten und dabei etlichen Irrtümern und Vorurteilen entgegenwirken. Das Buch klärt Betroffene, Angehörige und Interessierte über das Krankheitsbild auf und widmet sich u.a. Fragen zum Verlauf, Ursachen, Symptomen, Schweregrade, Behandlungsmöglichkeiten ...
Taschenbuch, 128 Seiten, 978-3-95544-062-6 * 10 €

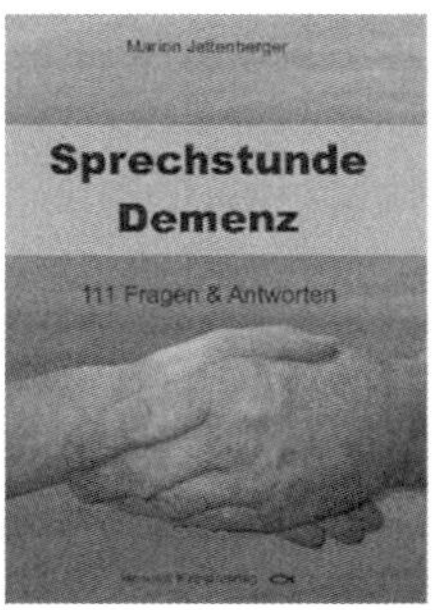

Sprechstunde Demenz * ***111 Fragen & Antworten***

von Marion Jettenberger

1,6 Millionen Menschen leiden in Deutschland an Demenz, Tendenz steigend. Das Buch soll Betroffene, Angehörige, Betreuer und Interessierte über das Krankheitsbild Demenz informieren.
Die LeserInnen erhalten einen Überblick über Themen wie Symptomatik, Diagnosestellung, Verlauf, Prognose, Therapieformen, Behandlungsmöglichkeiten und viele praktische Tipps von der erfahrenen Demenzberaterin.
Taschenbuch, 156 Seiten, 978-95544-047-3 * 10 €

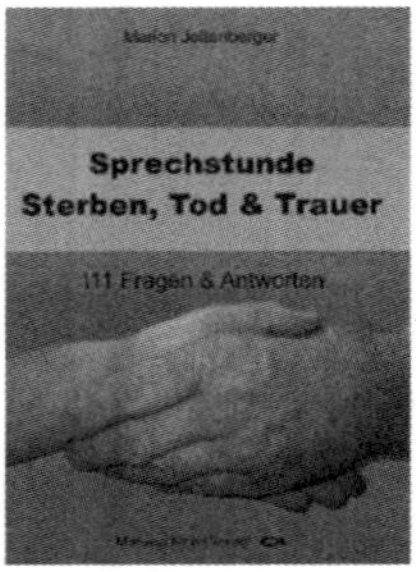

Sprechstunde Sterben, Tod & Trauer
111 Fragen & Antworten
von Marion Jettenberger

Mitten im Leben denkt kaum eine/r an Themen wie Sterben, Tod & Trauer. Die Erkrankung naher Angehöriger oder Freunde konfrontiert uns von jetzt auf gleich mit diesem sensiblen Thema und wirft etliche Fragen auf. Wo bekomme ich Hilfe? Wie regle ich meine letzten Dinge? Wie begleite ich Sterbende? Wie gehe ich mit der eigenen Trauer und Trauernden um? Bis hin zu Fragen rund um Vollmacht, Testament, Trauerfeier und Beerdigung. Die Autorin beantwortet 111 Fragen aus ihrer täglichen Beratungstätigkeit als erfahrene Trauer- und Sterbebegleiterin sowie Palliativfachkraft.

Taschenbuch * 122 Seiten, 978-3-95544-071-8 * 10 €

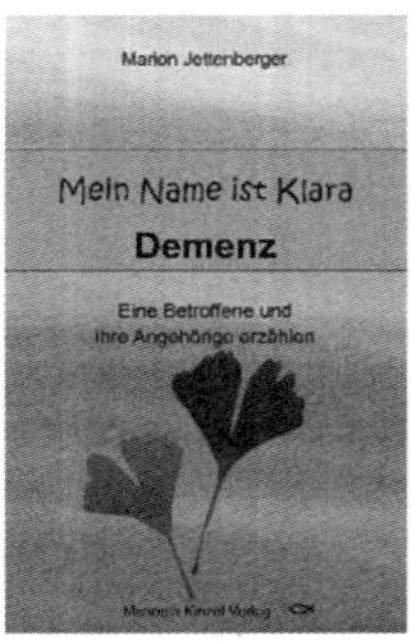

Mein Name Klara * Demenz * Eine Betroffene und ihre Angehörige erzählen
von Marion Jettenberger

Zwei Stimmen erzählen. Zuerst berichtet Klara aus ihrem Leben mit beginnender Demenz, solange sie noch schreiben und erzählen kann. Klara nimmt uns mit in ihre Welt, sodass ein Einfühlen in die Gefühlswelten von Demenzerkrankten möglich wird. Irgendwann übernimmt ihre Tochter aus Sicht der Angehörigen. So können wir am Lebensweg ihrer Mutter bis in die fortgeschrittene Demenz teilhaben. Nummern im Text verweisen auf den zweiten Teil des Buches, in dem Sie zahlreiche fachliche Erklärungen, Tipps für sich oder andere Menschen finden.

Taschenbuch * 254 Seiten * 978-3-95544-092-3 * 14 €